운동전문가가 추천하는 몸짱 만들기 운동

하루 10분 운동으로 100세 건강 지키기

이지숙, 오공천 지음

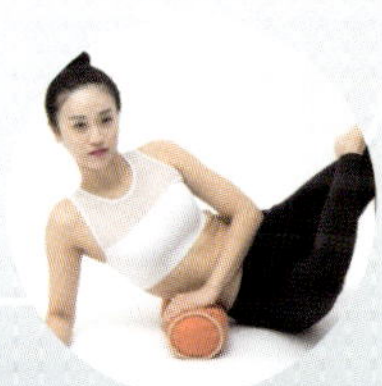
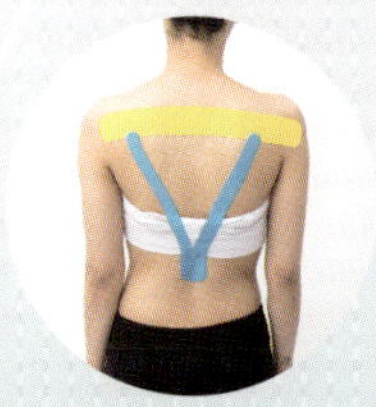
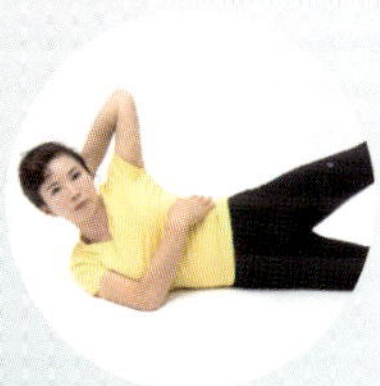
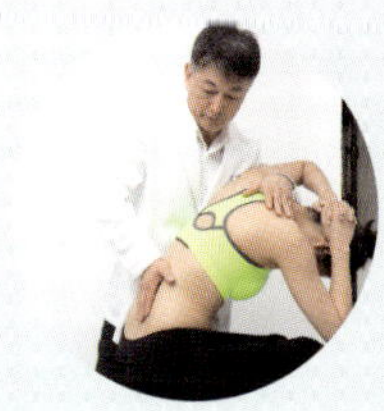

메디안북

운동전문가가 추천하는 몸짱 만들기 운동

하루 10분 운동으로 100세 건강 지키기

이지숙, 오공천 지음

Prologue

바른 자세에는 왕도가 있다.

"건강한 삶은 바른 자세에서 시작된다!"

나는 요가, 필라테스, 도수치료를 20여 년간 해오면서 한결 같이 안타까움을 느끼는 것은 재발 환자를 맞이하는 것이다. 특히 근골격계에 문제가 있는 환자의 경우가 그러하다. 통증을 앓고 있는 사람에게 통증을 줄여 주지 않고 원인에 대한 조언을 아무리 한들 관심이 있을 리 없다. 통증을 줄이거나 없애는 치료도 중요하지만 무엇보다도 중요한 것은 그 통증을 발생시키고 재발을 일으키는 근본 원인을 제거하는 것이다.

우리가 긴장되어 있는 근육이나 비틀어진 몸 상태를 바로 잡아 통증을 완화시키고 바른 몸매를 가꾸기 위해서는 신경계에 대한 감각을 각성시켜서 근육과 근막의 긴장을 완화시키면서 관절의 경직성을 이완시켜 주어야 한다. 만약 관절의 가동성이 떨어져 있을 때, 이러한 운동을 위한 절차나 과정 없이 무조건 관절을 수동적으로 반복하여 움직여 준다면 관절의 가동 범위는 증가할지 모르지만 여기에서 관절 주변의 여러 연부 조직 특히 근막은 손상을 입게 마련이다. 따라서 특히 치유를 위한 운동은 그 운동 방법의 원칙을 철저하게 숙지하고 정확하게 준수하여야 한다.

이 책에서는 긴장되고 경직된 근육과 근막 그리고 관절을 이완시켜 통증도 감소시키고 관절의 원활한 가동성도 회복시키면서 올바른 자세를 만들기 위해 혼자 집에서 몇 가지 간단한 베개나 수건 그리고 테니스 공과 같은 손쉽게 마련할 수 있는 도구를 이용해 쉽고 간편하게 운동을 할 수 있는 방법을 소개하고자 한다. 이러한 운동은 하루 종일 의자에 앉아 공부하는 학생이나 직장인은 물론 일상적인 가정일로 항상 신체에 비정상적인 과부하를 받는 가정주부와 같은 경우에 전문 센터를 찾아야 하는 시간과 비용을 크게 들이지 않으면서 간편한 방법으로 그 효과를 최대한 얻을 수 있는 아주 탁월한 운동으로써 적극 추천할 만 하다.

바른 몸매는 꾸준한 훈련과 노력을 통해서만 이루어질 수 있으며, 바른 자세로 인해 근육과 관절 그리고 근막이 제 위치에서 정상적인 기능을 하며 과 부하가 실리지 않을 때 통증 없는 건강한 삶도 보장되는 것이다.

저자의 글

이 책을 펴내면서 요가를 하고 있는 것에 대해 새삼 감사한 생각이 든다. 몸이 아픈 사람들이 우리 요가원을 많이 찾아 주었고 그들의 건강을 책임지는 지도자로 열심히 살아왔다. 18년 전 그 때 요가를 시작하지 않았다면 지금의 내 모습은 상상조차 할 수 없을 것이다. 요가를 하기 전의 나는 환자 그 자체였다. 척추측만증에 허리 디스크, 척추관협착증으로 인해 잘 걷지도 못하고 허리가 아파서 이 병원 저 병원을 찾아다니는 게 하루 일과였다. 온종일 일하고 온 남편에게 여기저기 아프다고 주물러 달라며 짜증을 냈기 때문에 남편과 아이들도 많이 힘들었을 것이다. 아이들은 하루 종일 누워 있는 엄마를 보면서 엄마 곁으로 오려하지 않았다. 나에게 남은 것은 절망뿐이었고, 30대의 활기찬 모습은 어디에도 없었다.

그렇게 우울한 나날을 보내던 중 누가 나에게 요가를 권했고 지푸라기라도 잡는 심정으로 요가를 시작하게 되었다. 처음에는 별로 운동하는 것 같지 않다는 생각이 들었는데 내 몸과 마음이 바뀌면서 결국 요가는 내 인생을 바꿔놓았다. 돌이켜 보면 늘 바르지 못한 자세로 생활하고 높은 베개를 사용한 것이 척추측만증을 불러온 것 같다. 현대의학에서는 척추측만증의 원인이 불명이라고 하지만, 몸의 불균형이 인체에 미치는 영향에 대해 조금이라도 공부를 한 사람이라면 나쁜 자세가 병을 불러 왔음은 충분히 할 수 있는 추론이다. TV를 볼 때는 옆으로 삐딱하게 누워서 보고 구부정한 자세가 허리를 압박하여 허리 통증을 일으키고, 척추 디스크와 척추관 협착증이라는 질병까지 유발했을 것이다.

요가 강사로 활동하면서 몸이 많이 좋아지자 치유쪽에 대한 관심은 결국 의학공부까지 하게 만들었다.

카이로프랙틱은 "손으로 치료하며 척추신경 문제를 다루는"학문이다. 통증이 느껴지는 부위에 수술이나 주사치료 방법을 하지 않고 비침습적으로 치유하며 우리 몸의 자생력을 최대한 살려 통증을 치료한다. 카이로프랙틱을 공부하면서 몸의 균형이 무너졌을 때 인체가 받는 영향에 대해 알게 되었고, 예전에 몰랐던 바른 자세의 소중함을 깊이 알게 되었다. 그것은 마치 우리가 늘 숨을 쉬면서도 공기의 소중함을 모르는 것과도 같다. 좋지 않은 생활습관으로 인해 균형이 깨어진 몸이 틀어져서 통증과 질병을 초래하게 된다. 요가가 대체의학으로 당당히 인정을 받는 것은 "병의 예방과 치료에 직·간접적 영향"을 미쳐 신경계의 자연스러운 균형과 조화를 이루는데 도움을 주고, 신진대사를 원활히 하여 근본적인 건강을 찾게 해주기 때문이다.

굳이 의학공부까지 해야 할 필요가 있냐고 더러 물어보는 이도 있지만 사람 몸을 보는 직업이라 의학 공부가 많은 도움이 되었다.

요가를 하러 오시는 회원 분들에게 그 분의 몸 상태에 맞게 운동을 권할 수 있고, 안 좋은 동작은 배제해서 몸 상태에 따라 도움이 되는 운동을 가르쳐 드리기 때문에 치유로 유명한 요가원이 된 것이 아닐까 싶다.

카이로프랙틱 공부는 정말 힘들었지만 카이로프랙틱을 공부했었기에 정확한 치유도 가능하고 이런 책도 쓸 수 있게 되었다. 카이로 프랙틱 교수님들께 이 책을 출간하면서 감사의 마음을 드린다.

이 한 권의 책이 건강을 잃은 사람과 건강을 지키고 싶은 사람, 모든 사람들에게 좋은 운동의 지침이 되고 도움이 되었으면 하는 마음이다. 끝으로 이 책을 쓰는데 많은 도움과 격려 해주신 사랑하는 가족들 그리고 나를 믿고 신뢰해 주시는 이지숙 힐링요가원 회원분들에게도 진심으로 감사의 마음을 전한다.

2018년 벚꽃이 만발한 4월

저자 이지숙

저자의 글

본 저서는 몸짱을 만들 수 있는 비법을 담은 운동관련 책으로서 비 건강체와 허약체질을 극복하기 위하여 간편하고 운동하기 쉬운 동작들로서 수건을 이용한 자세 교정과 요가, 필라테스 동작을 신체에 알맞게 결합하여 운동에 집중할 수 있게 하고, 이에 재미를 느끼며 행복하고 즐겁게 운동을 할 수 있게 만들어졌다.

이 책에 서술되어 있는 우리의 인체의 해부학적 또는 운동생리학적 및 트레이닝에 대한 여러 방법은 신체 변화의 발전성과를 이어 나가기 위한 초석으로서의 역할을 담당할 수 있으리라 생각하며, 또한 개인으로서도 이론적 배경을 잘 설명하고 형상화해서 나이를 초월하여 운동을 더욱 쉽게 할 수 있고 많은 도움이 되도록 집필하였다.

따라서 본 내용은 전체적인 균형감각에 초점을 맞추어 누구에게나 적용할 수 있게 안내하였으며, 이 운동에 흥미를 갖고 참여하는 효과가 신체의 각 부위 별로 자신의 포즈에 장단점을 파악하고 그 약점에 더욱 매진하여 건강하고 튼튼한 몸짱을 만들어 누구나 자연스러운 100세 건강 시대가 되길 바라는 마음이다.

2018년 4월

저자 오공천

추천의 글

하루가 다르게 발전하는 세상은 정보의 홍수이다. 많은 지식 속에 가려서 가장 적합한 방법을 찾는 것이 지혜이다. 그래서 지식은 많으나 지혜가 부족하다고 말하지만 그 지혜도 실천하지 못한다면 아무런 의미가 없다.

경험하지 못한 지식은 실천적 에너지와 감동이 부족하다. 그러한 의미에서 오랜 시간 자신의 질환을 극복하는 과정에서 체험하였고, 체계적 지식을 탐구하면서 전문가의 길을 걷게 되어 이 책이 나오게 된 것에 의미가 있다.

저자는 작은 인연으로 만나게 되었다. 적지 않는 나이에 학문의 길을 걷게될 때 열정과 지적 호기심에 가득하여 진지함을 가진 눈빛이었다. 힘들어할 때 그냥 혼자의 길을 묵묵히 가라고 조언하였다. 계속되는 학업의 연장과 직업의 전문성을 탐구하며 바쁘게 살아가는 모습이 아름답게 보였다. 그동안 살아온 경험을 바탕으로 쓰인 소중한 책이기에 추천의 글을 쓴다는 것이 오히려 누가 될까 걱정이다. 본인의 처절한 육체의 고통을 극복하고 새로운 삶을 살아가는 것에 멈추지 않고 쉽게 실천할 수 있는 간결한 내용은 많은 사람들에 도움을 줄 것이다.

인과의 논리는 우리에게 많은 것을 시사한다. 결과 속에 원인이 존재하며 그 원인은 생활속의 습관 속에 있다. 바른 습관이 바른 건강을 유지하는 것이며 원인을 찾아 그 해결방안을 실천하는 노력은 삶을 변화시킬 것이다.

점진적으로 강도를 높이고 규칙적으로 실천하며 긍정적 마음으로 하루 10분의 운동은 모든 사람들을 건강하게 만들어 행복한 사회로 나가게 될 것이다.

하루 10분의 건강에 대한 투자로 당신의 몸과 마음은 행복해질 것이다.

김성홍

한국요가연합회장, 부산대학교 스포츠과학부 외래교수

Contents

Prologue

저자의 글

추천의 글

Part 1 신체의 구조 및 정렬 상태 분석

01 척추의 구조 / 2
02 신체의 정렬 상태 분석 : 전면 / 4
03 신체의 정렬 상태 분석: 측면 / 6
04 바른 자세가 보약이다! / 7
05 각 자세에 따른 요추 3번 디스크에 가해지는 압박의 비교 / 10
06 거북 목/일자 목 이것이 문제다! / 11
07 발은 무리 몸에 어떤 영향을 미치는가? / 14
08 근육의 균형이 몸매를 좌우한다! / 15
09 아름다운 몸매는 균형 잡힌 근막에서 시작된다! / 16

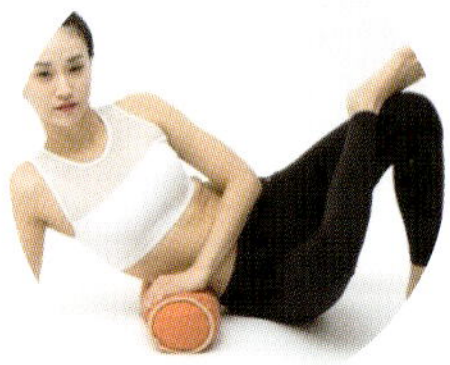

Part 2 수건(베개)을 이용한 운동법

(1) 수건(베개)을 이용한 근육 스트레칭 운동법 / 19

01 호흡 운동 / 20
02 가슴 스트레칭 / 21
03 허리(견인) 스트레칭 / 23
04 허리 전만 스트레칭 / 25
05 등 허리 후만 스트레칭 / 27
06 몸통 비틀기 / 28
07 장요근 스트레칭 / 30

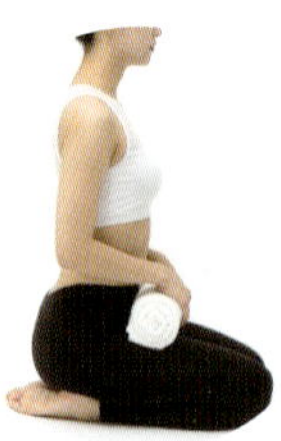

08 요방형근 스트레칭 / 32
09 햄스트링 스트레칭 / 34
10 이상근 스트레칭 / 36
11 종아리근육 스트레칭 / 38
12 아킬레스 건 스트레칭 / 40

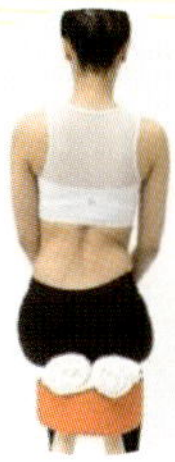

(2) 수건(베개)을 이용한 근육 강화 운동법 / 43
01 굽은 등 펴기 운동 : 가슴 스트레칭 / 44
02 굽은 등 펴기 운동 : 전거근 강화 1 / 46
03 굽은 등 펴기 운동 : 전거근 강화 2 / 48
04 골반기저근 강화 운동 : 앉은 자세 / 50
05 골반기저근 강화 운동 : 누운 자세 / 52
06 골반 들어 올리기 / 54
07 한쪽 다리 내리기 / 56
08 내전근 강화 운동 / 58
09 외전근 강화 운동 / 60
10 대둔근 강화 운동 / 62

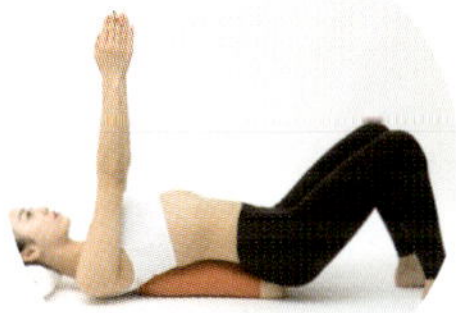

(3) 수건(베개)을 이용한 균형 잡힌 몸매 교정 운동법 / 65
01 볼륨 있는 가슴 만들기 1 / 66
02 볼륨 있는 가슴 만들기 2 / 68
03 바른 가슴 만들기 3 / 69

(4) 수건(베개)을 이용한 척추 교정 운동법 / 71
01 목 커브 교정 / 72
02 허리 커브 교정 / 73
03 후방 회전된 골반 교정 : 다리 짧은 쪽 / 74
04 전방 회전된 골반 교정 : 다리 긴 쪽 / 75

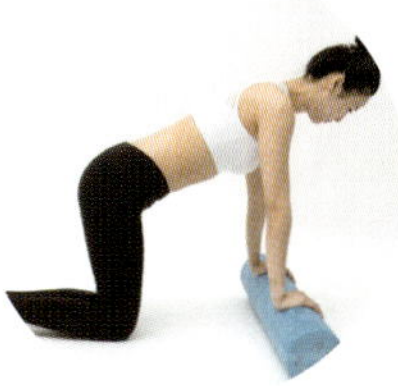

Part 3 테니스 공을 이용한 근육 스트레칭 및 이완 운동법

01 목 근육 스트레칭 1 / 78

02 목 근육 스트레칭 2 / 80

03 엉덩이근육 스트레칭 : 중둔근 / 82

04 엉덩이근육 스트레칭: 이상근 / 84

05 손바닥 스트레칭 / 86

06 발바닥 스트레칭 / 87

07 슬와근막 이완 / 88

08 전방 허벅지 근육(대퇴사두근) 스트레칭 / 90

09 후방 허벅지 근육(햄스트링) 스트레칭 / 92

10 외측 허벅지 근육(대퇴근막 장근) 스트레칭 / 94

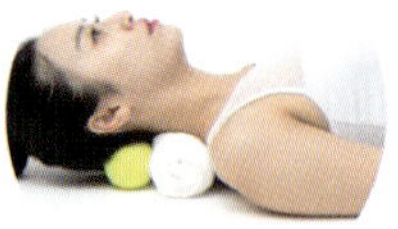

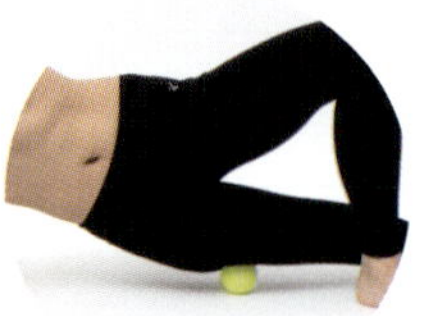

Part 4 자세 별 코어근육 강화 운동 프로그램

(1) 바로 누운 자세에서 하는 운동 / 97

01 다리 슬라이딩 운동 / 98

02 골반저근 활성화 / 100

03 바로 누워 상체 들어 올리기 / 102

04 바로 누워 다리 들어 올리기 / 104

05 다리로 원 그리기 / 106

06 브리지 자세 / 108

07 한쪽 다리 든 브리지 자세 / 110

08 바로 누워 한 다리 내리기 / 112

09 바로 누워 두 다리 함께 내리기 / 114

10 바로 누워 발 밀어 올리기 / 116

11 누워 반대편 팔 다리 뻗기 / 118

12 상체를 이용한 팔 다리 교차시키기 / 120

13 사지 스트레칭 / 122

14 상체와 하지 들어 올리기 / 124

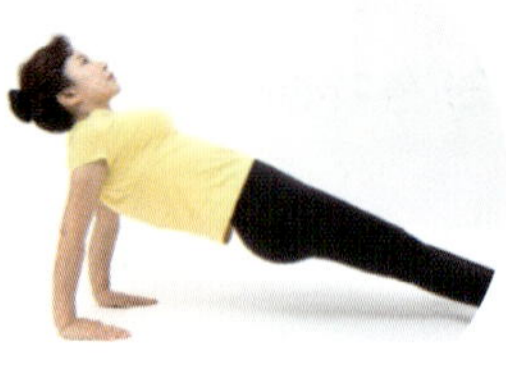

15 팔 짚고 앉은 자세에서 다리 들어 올리기 / 126
16 바로 누워 골반 옆으로 비틀기 / 128

(2) 엎드려 누운 자세에서 하는 운동 / 131
01 엎드려 팔로 상체 들어 올리기 / 132
02 엎드려 반대편 팔 다리 들어 올리기 / 134
03 엎드려 팔 펴서 상체 들어 올리기 / 136
04 엎드려 두 다리 들어 올리기 / 137
05 엎드려 팔 다리 들어 올리기 / 138
06 엎드려 누워 골반 뒤로 비틀기 / 139
07 팔 펴고 엎드려 다리 뒤로 차 올리기 / 140
08 팔꿈치와 발가락으로 엎드린 자세에서 다리 들어 올리기 / 142

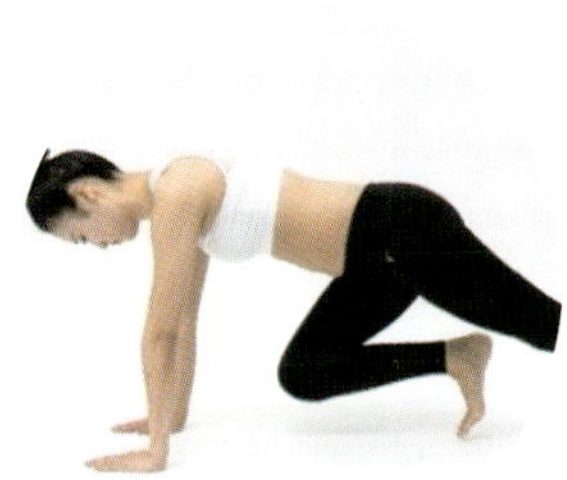

(3) 기어가는 자세에서 하는 운동 / 145
01 네발로 기는 자세에서 팔 다리 들어 올리기 / 146
02 네발로 기는 자세에서 무릎 들어 올리기 / 148
03 등 스트레치 / 150

(4) 옆으로 누운 자세에서 하는 운동 / 153
01 옆으로 누워 다리 들어 올려 내리기 / 154
02 옆으로 누워 상체와 한쪽 다리 들어 올리기 / 156
03 옆으로 누워 다리 들어 앞뒤로 움직이기 / 158
04 옆으로 누워 두 다리 들어 올리기 / 160
05 옆으로 누워 골반 들어 올리기 / 162
06 무릎 꿇고 다리 들어 앞뒤로 움직이기 / 164
07 옆으로 누워 팔 펴서 골반 들어 올리기 / 166

(5) 선 자세에서 하는 운동 / 169
01 팔을 들어 올린 전사자세 / 170
02 두 팔 앞뒤로 뻗은 전사자세 / 172
03 스쿼트 자세 / 174

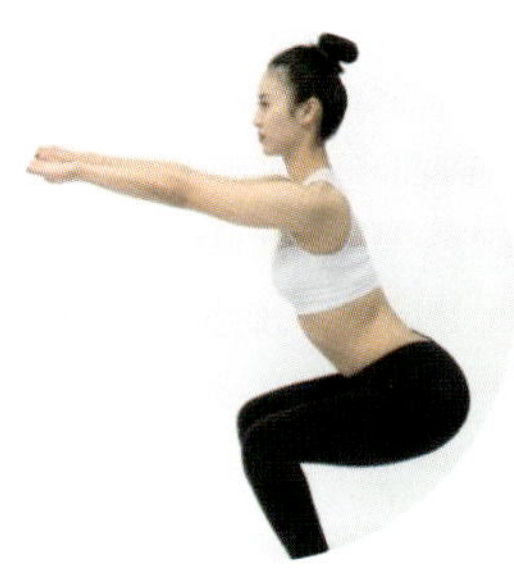

Part 5 균형 감각 개선을 위한 운동 프로그램

선 자세에서 하는 운동 / 177

01 한쪽 다리로 서기 / 178
02 서서 다리 뒤로 들어 올리기 / 180
03 서서 반대편 팔다리 들어 올리기 / 182
04 서서 다리 굽혀 상체 돌리기 / 184
05 선 자세에서 상체 숙여 팔 다리 교차시키기 / 186
06 상체 옆으로 굽혀 팔 다리 펴기 / 188
07 양 팔 옆으로 펴고 상체 앞으로 굽히기 / 190

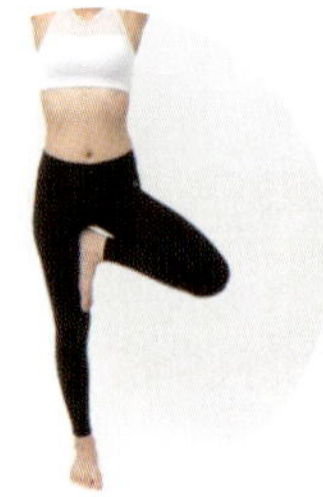

Part 6 몸을 바르게 하는 테이핑 요법

01 테이핑 요법이란? / 194
02 대흉근 / 196
03 소흉근 / 198
04 중승모근 / 200
05 하승모근 / 202
06 광배근 / 204
07 척추기립근 / 206
08 요방형근 / 208

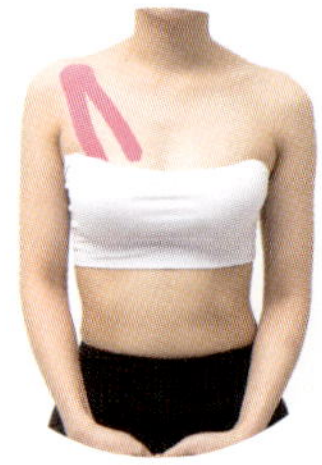

Part 7 몸을 바르게 하는 근 에너지 이완 요법

01 근 에너지 이완 요법(Muscle Energy Technique) 이란? / 212
02 상승모근 / 214
03 대흉근 / 215
04 소흉근 / 216
05 광배근 / 217
06 척추기립근 / 218

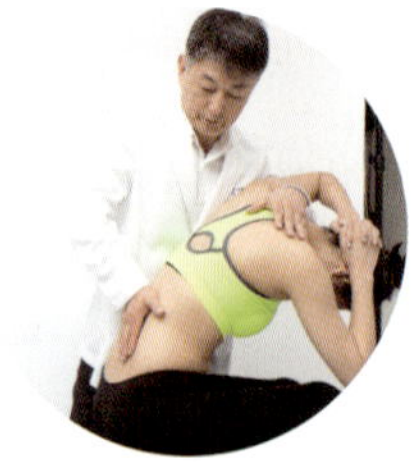

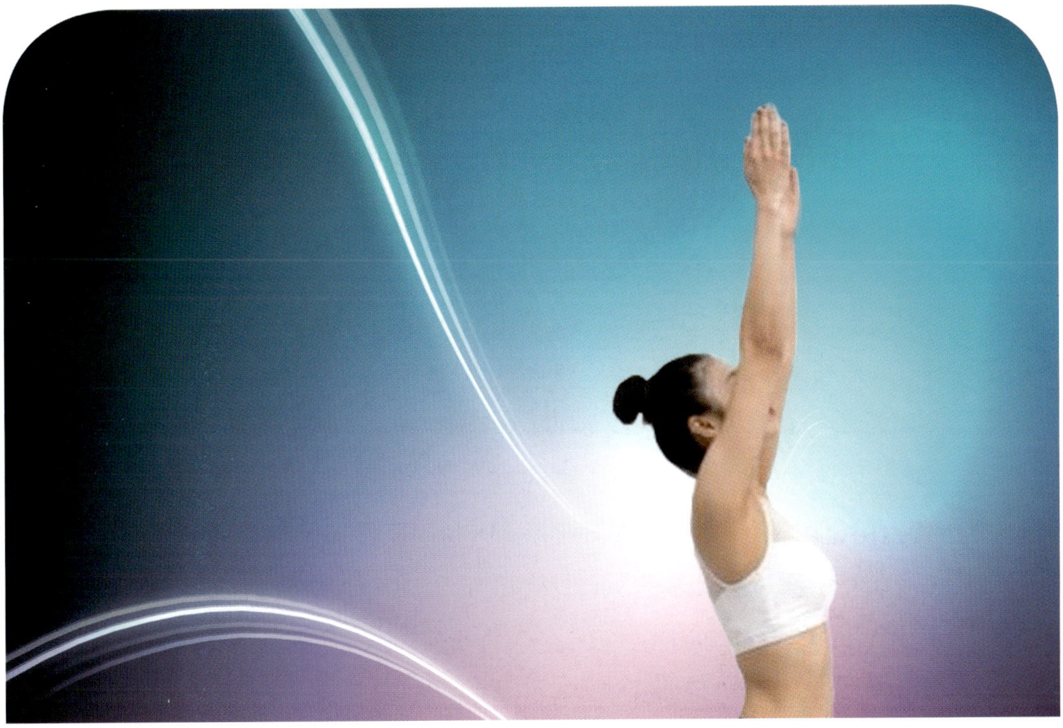

PART 1

신체의 구조 및 정렬 상태 분석

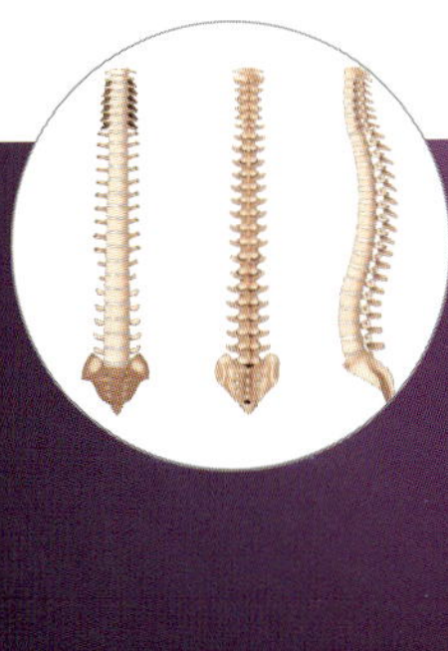

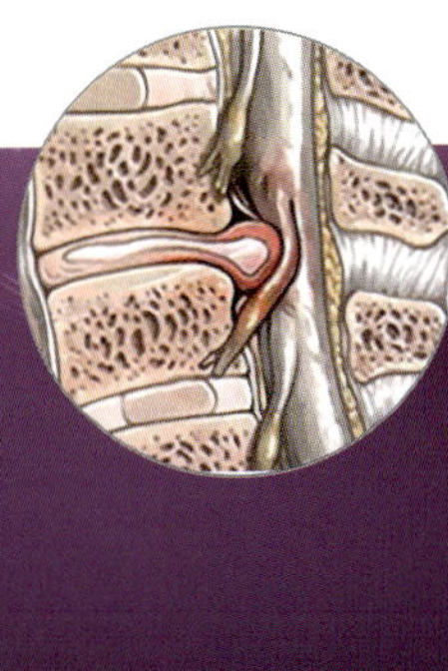

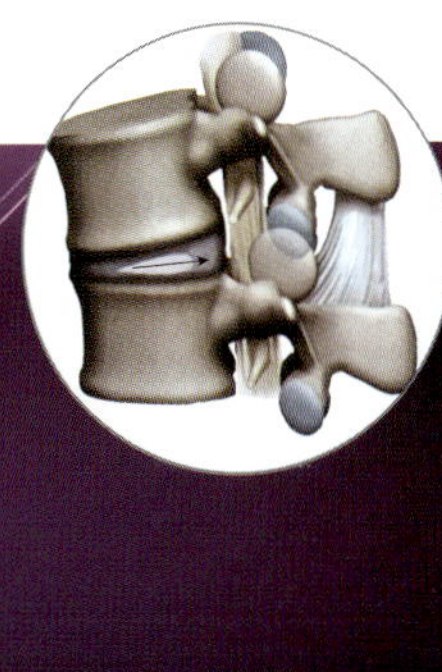

01 척추의 구조

사람의 척추는 7개의 경추와 12개의 흉추, 5개의 요추 그리고 천골과 미골로 총 26개의 뼈로 구성되어 있고, 천골과 미골을 제외한 척추 마디와 마디 사이에는 충격의 완충 역할을 하는 디스크가 존재해 있다. 정상적인 척추는 정면과 후면에서 보면 바닥과 수직을 이루는 일자의 형태를 이루고 있지만, 측면에서 보면 목과 허리는 전방으로 만곡(경추 35도, 요추 45도)을 이루고 있고, 등 부분은 후방을 향해 만곡(흉추 40도)을 형성하고 있는데, 척추에서 이 각의 형태가 가장 이상적인 각이다.

기립 동물인 인간은 척추에 엄청난 하중을 받게 되는데, 척추의 이 만곡 커브는 바로 우리의 몸에 가해지는 체중을 분산시켜 주는 중요한 역할을 한다. 이에 따른 예를 들자면, 목이나 허리에 만곡이 형성되어 있지 않은 일자목이나 일자 허리인 경우에는 척추와 디스크에 더 많은 양의 하중이 가해지게 되므로 관절이나 디스크에 퇴행성이 발생하게 되는 것이다. 따라서 척추의 만곡을 유지시키는 것은 매우 중요하다.

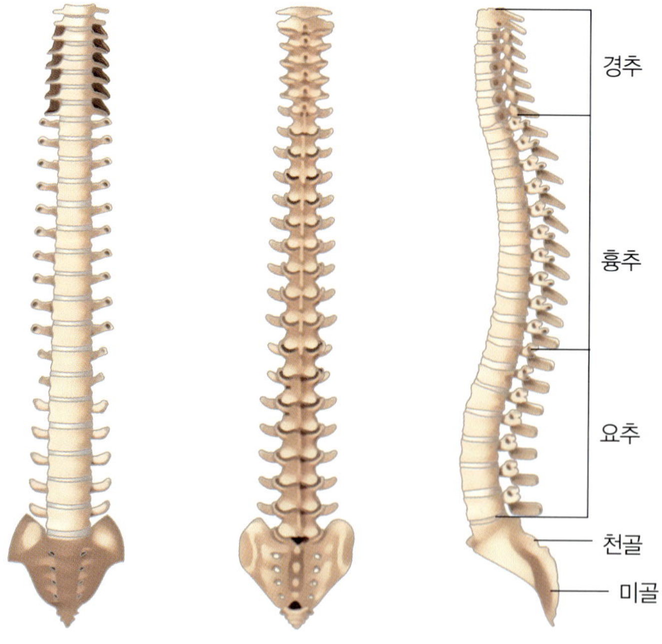

인간의 척추를 정면(첫 번째)과 후면(두 번째) 그리고 측면(세 번째)에서 관찰한 것이다.

척추 만곡 커브의 생성시기를 살펴보면, 목의 전만 커브는 인간이 태어나 성장 단계에서 몸을 뒤집어 엎드리는 과정에서 형성되고, 그 다음 단계인 기어 다니는 과정에서 허리에 전만 커브가 형성되며, 흉추의 후만 커브는 이 두 만곡 커브의 형성에 따라 저절로 생겨나는 2차성 만곡이 된다. 따라서 인간이 걸음마를 시작하기 전 단계의 성장 과정이 인체의 척추 형성에 매우 중요한 영향을 미친다고 볼 수 있다. 그런데 이 척추의 부위에 따라 그 전만 커브의 각이 다른 까닭은 머리와 상체의 비중을 감안해 보았을 때에 그 충격을 흡수하기에 기하학적으로 가장 적절한 각도 때문인 것으로 볼 수 있다. 이러한 척추에 형성되어 있는 커브는 인간이 직립 보행을 할 때에, 물론 디스크도 충격을 흡수하는 역할을 하지만, 하중에 의해 척추에 발생하는 충격을 완화시켜 줌과 동시에 유연성이 증대되어 부상 방지에도 도움을 주는 구조적인 형태로서 절대적으로 꼭 갖추어져야 하는 필수 구성 요건이 된다. 또한 척추는 상호 보완적이고 보상적인 역할을 하는데, 근육과 근막이 관절을 통해 상호 유기적으로 연결되어 있기 때문에 한 부위에 문제가 발생하면 다른 부위에도 영향을 미친다.

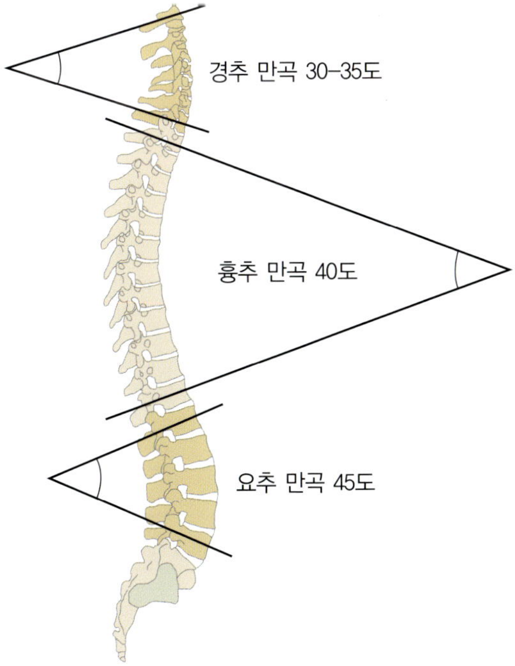

척추를 측면에서 경추(전만, 30-35도), 흉추(후만, 40도), 요추(전만, 45도)를 각 부위별로 만곡의 각도를 나타내고 있다.

02 신체의 정렬 상태 분석 : 전면

우리는 거울 앞에 서서 자신의 자세를 전면과 측면을 통해 몸의 정렬 상태를 쉽게 관찰해 볼 수 있다. 전면을 분석할 때에는 거울 앞에 다리를 어깨너비만큼 벌리고 선 자세에서, 거울에 가상의 수직 라인과 수평 라인을 그려 놓고 각 신체 부위의 높낮이, 기울기와 회전성의 좌우 대칭성을 관찰하여 그 정렬 상태를 평가해 볼 수 있다.

1. 수직 라인

수직 라인은 코에서 시작하여 목의 중심부, 양 가슴 사이의 중간 부위와 배꼽을 지나 치골까지 일직선을 이루면서 내려와 두 발 사이의 중앙에 위치해야 한다. 이 선 상에서 몸이 어느 한쪽으로 기울어진 상태를 파악할 수 있고, 코가 이 선에서 벗어나는 것을 관찰하여 머리의 회전상태도 알 수 있다.

2. 수평 라인

수평 라인은 양쪽 어깨와 골반의 최고 정점 라인을 생각해 볼 수 있다. 이 두 개의 선은 어느 한쪽으로의 기울어짐이 없이 바닥과 수평을 이루면서 좌우 높이가 같아야 한다. 이 선 상에서 머리와 어깨 그리고 골반의 좌우기울기 차이를 비교 관찰해 볼 수 있다.

3. 회전성

전면에서는 이 두 라인 선상에서 신체의 구조적 좌우 대칭성 외에도 양 손과 양 무릎 그리고 양 발가락이 향하는 방향을 관찰하여 그 회전성도 점검해 보는 것이 중요하다. 이 관찰을 통해 우리는 상지와 골반 그리고 하지의 비틀림 상태를 알 수 있다.

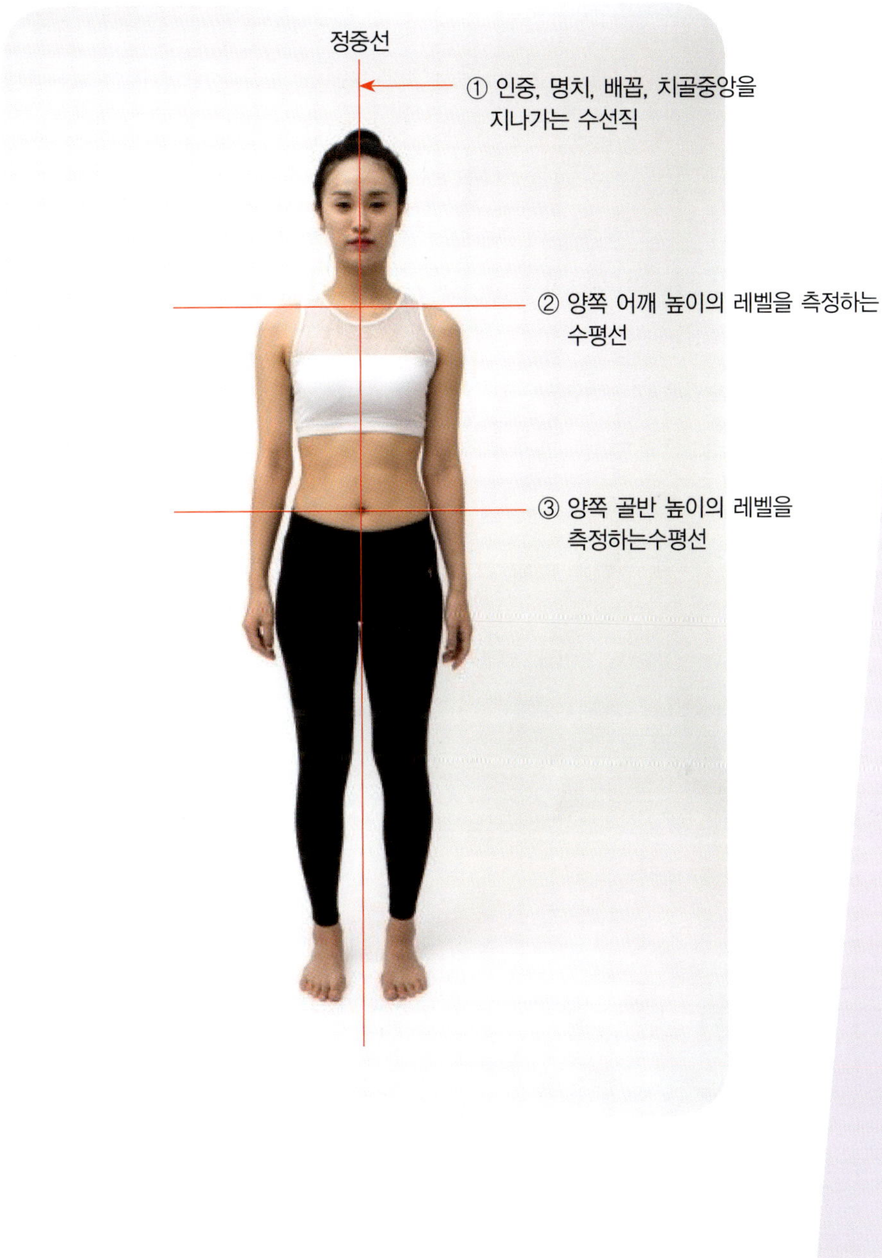
정중선
① 인중, 명치, 배꼽, 치골중앙을 지나가는 수선직
② 양쪽 어깨 높이의 레벨을 측정하는 수평선
③ 양쪽 골반 높이의 레벨을 측정하는수평선

03 신체의 정렬 상태 분석 : 측면

신체의 측면 분석에서는 측면 라인이 귀 구멍과 어깨 중앙 부위, 고관절과 무릎 중앙 부위 그리고 외측 복사뼈가 일직선을 이루고 있으면서 바닥과 수직선상에 놓여 있어야 한다. 이 선상에서 우리는 머리의 전후방 돌출 상태, 어깨와 골반의 전후방 기울기, 등의 과 후만 등을 관찰해 볼 수 있다.

만약 머리가 전방으로 돌출되거나 허리에 만곡이 심하여 오리 엉덩이가 형성되어 있을 경우에는 이 라인이 일직선을 이루지 못하고 꺾어지는 현상이 나타나게 된다. 이러한 현상은 여러 원인으로 나타날 수 있겠지만, 가장 빈번하게는 근육의 불균형으로 오는 경우를 들 수 있다.

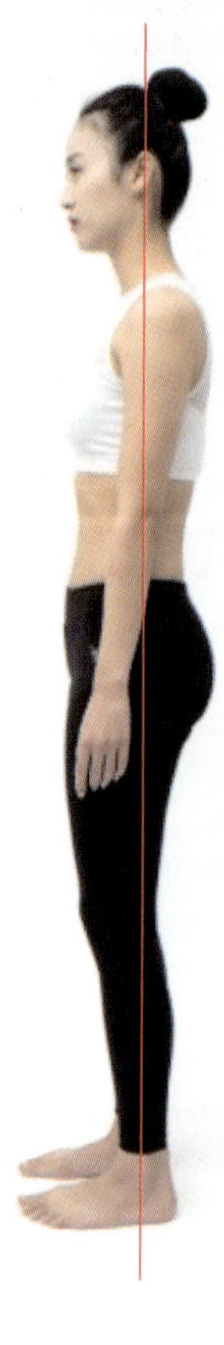

04 바른 자세가 보약이다!

우리는 일상생활을 하면서 모든 동작이나 자세에서 매일 같이 자신도 모르게 스스로 자신에게 유해한 자세나 행동을 하고 있다. 문제는 그러한 자세나 행동을 본인은 자각하기가 힘들다는 것이다. 그래서 때로는 자신이 앉아 있거나 서있는 모습 혹은 일하는 모습을 거울을 통해 한 번씩 무심코 살펴보는 것도 자세를 판단하는 좋은 방법 중의 하나이다.

종종 자신이든 또는 다른 사람의 경우이든 거울이나 사진을 보면서 머리가 한쪽 어깨 쪽으로 기울어져 있거나 한쪽 방향으로 약간 돌아가 있는 경우, 혹은 앞으로 밀려나와 있는 경우를 흔히 경험해 볼 수 있을 것이다. 아니면 한쪽 어깨가 다른 쪽 어깨보다 쳐져 있다거나, 한쪽 다리에 더 많은 체중을 싣고 비스듬히 서 있는 자세, 앉은 자세도 마찬가지로 책상 위에 두 팔을 올려놓고 앞으로 구부정하게 숙여 공부하는 자세를 주변에서 심심찮게 볼 수 있을 것이다. 이러한 모든 자세가 그들에게 있어서는 아주 자연스럽고 굉장히 편한 자세가 될 것이며, 더군다나 본인은 이러한 상태를 스스로 전혀 의식하지 못하고 있다는 것이다. 그리고 여성의 경우 치마가 한쪽으로 틀어지는 경우가 있을 수 있으며, 남성의 경우에는 바지의 한쪽이 더 길게 느껴지면서 그 끝 단이 바닥에 닿거나 헤어지는 경우를 들 수 있는데, 이 모든 것은 자세에 이상이 있다는 것을 의미하는 것으로 볼 수 있다. 이런 상태가 오랜 시간 동안 만성적으로 지속되면, 목과 허리를 비롯해 모든 근육에 긴장이 발생하고, 관절에는 고착화가 발생하게 된다. 관절이 비정상적인 위치에서 고착화가 일어남에 따라 몸의 균형과 자세에 부정렬 자세가 나타나면서 자연히 통증도 유발하게 된다.

자세에 이상이 발생하게 하는 원인을 살펴 보면, 앞서 간략하게 기술된 바와 같이, 대부분은 편향된 동작이 요구되는 각종 직업상의 작업자세 혹은 앉은 자세, 선 자세, 보행 자세, 잠자는 자세 등 일상생활 속에서 무의식적으로 나타나는 습관적 자세 행태에 의해 많은 영향을 받으나. 신체 골격 구조 자체에 기능적 이상이 발생함으로서 체형에 변화를 일으키는 경우와 근육의 불균형에 그 원인이 있는 경우가 있다.

우리가 앉은 자세에서, 허리를 바로 펴고 앉아 있을 때와 상체를 앞으로 기울여 앉아 있을 때, 허리의 척추가 어떤 상태로 변하는지를 X-ray 영상을 통해 확인이 가능하다. 우리가 책상에 기대거나 상체를 앞으로 숙여 앉을 때에는 척추가 앞으로 굽어지면서 척추체의 앞 부분이 서로 압박을 받게 된다. 이로 인해 디스크의 전방 부위가 눌리게 되는데, 이렇게 되면 디스크 내의 압력이 뒤로 작용하게 되면서 디스크가 후방으로 밀려나게 된다.

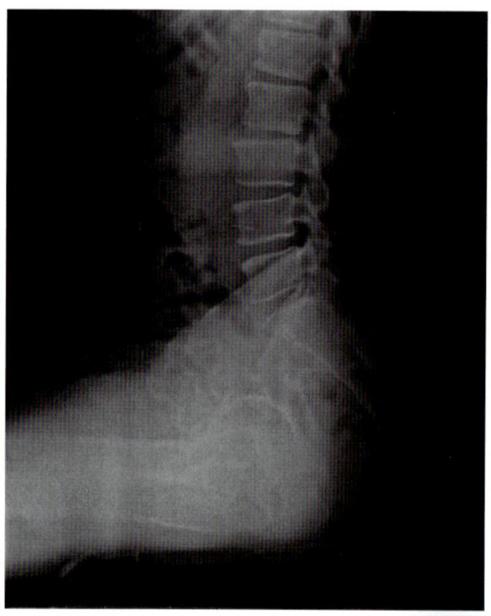

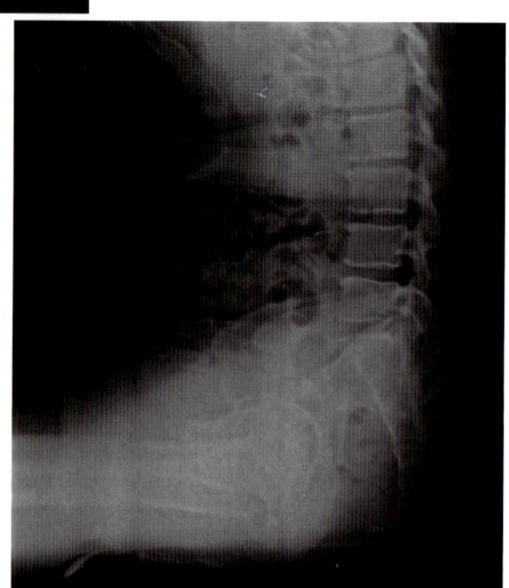

X-ray 영상에서는 허리를 펴고 바른 자세로 의자에 앉아 있을 때 허리 척추 상태(위)와 책상에 기대어 상체를 숙인 상태로 앉아 있는 자세에서의 허리 척추 상태를 잘 나타내 보여 주고 있다.

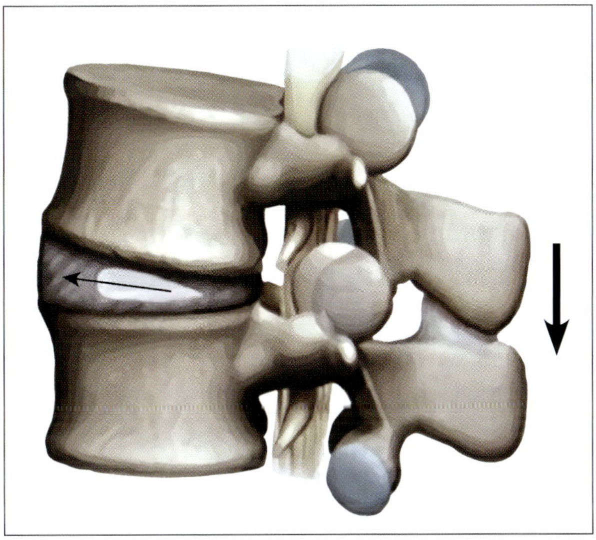

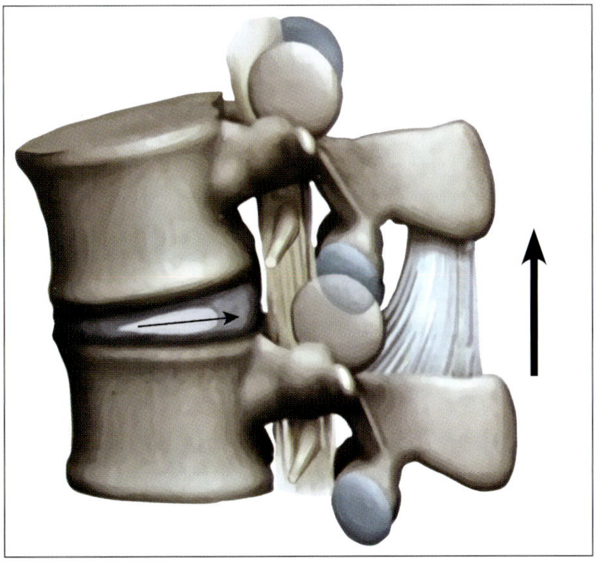

05 각 자세에 따른 요추 3번 디스크에 가해지는 압박의 비교

- 우리가 바로 서 있을 때 요추 3번 디스크에 가해지는 압박을 100으로 본다면, 앉아서 앞으로 숙일 때에는 그 압박이 2배 이상에 달하게 된다. 여기서 우리는 앉아 있는 자세에서 허리 디스크가 얼마나 많은 압박을 받고 있는지 그 사실을 알 수 있다.

- 이 그림은 막대 그래프를 이용하여 각 자세에 따라 요추 3번 디스크에 가해지는 압박을 나타내 보이고 있다. 바로 서 있는 자세에서 요추 3번 디스크에 가해지는 압박을 100으로 기준을 삼고 있다.

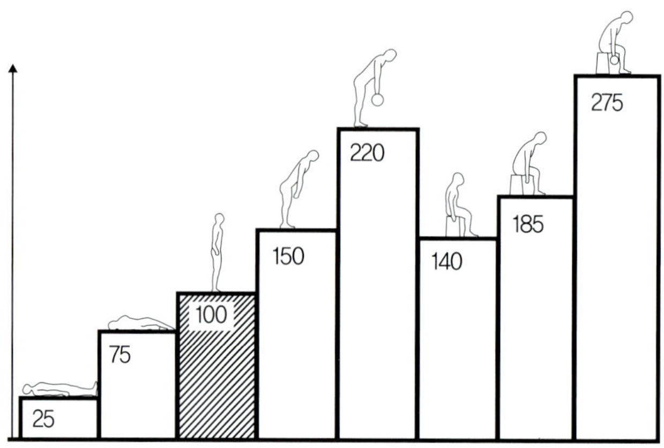

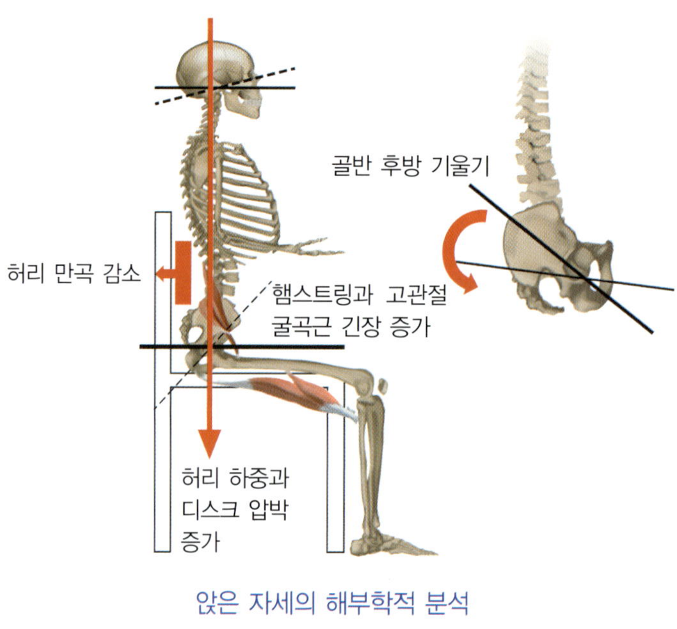

앉은 자세의 해부학적 분석

06 거북 목/일자 목 이것이 문제다!

사람의 머리를 유지하는 것은 경추 자체는 물론이고 근육, 인대 그리고 디스크가 훌륭한 기능을 담당하고 있지만, 간과해서는 안 되는 또 다른 아주 중요한 요소로는 그 경추가 형성하고 있는 C자 모양의 전방 만곡 형태의 커브이다. 머리의 무게가 목의 구조물 특히 디스크에 전해질 때에 목의 C 커브는 스프링과 같은 기능의 쿠션 역할을 함으로써 머리 무게의 하중을 분산시켜주는 완충적 역할을 하는 아주 중요한 기능적 구조 형태이다.

그런데 어떻게 하여 이렇게 중요한 기능을 하는 목의 구조에 변형이 생기게 되는 것일까? 우리가 현대 문명 생활 속에서 살아가면서 무의식적인 잘못된 일상의 좌식 생활 그리고 그 자세에서 장시간의 스마트 폰이나 컴퓨터의 사용 혹은 TV 시청으로 인한 근육의 비 대칭성 불균형으로 발생하게 된다. 좀 더 구체적으로 살펴보면, 우리가 의자에 앉아서 컴퓨터를 하거나 스마트 폰을 사용할 때에 앞으로 기대어 앉으면 자연히 등이 구부정해 지게 되고, 어깨가 둥근 형태를 이루게 되면서 머리는 전방으로 밀려 돌출되어 나오는 거북 목을 형성하게 된다. 이 상황에서 이런 형태의 자세를 계속 장기적으로 지속하게 되면 목 뒤 근육은 항상 엄청난 긴장 상태로 유지되고, 따라서 경추는 그 보상작용으로 긴장된 근육에 의해 뒤로 잡아 당겨지게 되면서 그 커브의 형태가 감소하게 되고 결국엔 일자 목을 이루게 되는데, 여기서 더 진행이 되면 그 커브가 역 C자 형태의 커브를 형성하게 된다. 이 상태에서는 우리는 목 근육의 긴장 상태로 인해 항상 뒤 목이 뻣뻣하게 느껴지며, 잠 잘 때 목이 불편해 숙면을 취할 수 없을 뿐만 아니라, 공부 학습이나 업무 중에 집중력도 떨어지고 두통도 동반될 수밖에 없다.

일자 목이나 거북 목은 근육의 경직이나 경추 만곡의 소실로 인해 목의 유연성이나 탄력성이 감소한 상태가 나타나게 된다. 목의 유연성은 경추 관절의 최대한의 정상 가동범위를 말하는 것이고, 탄력성이라 함은 외부로부터 오는 순간적인 충격이나 하중을 흡수하여 완충시켜 주는 역할을 의미하는 것으로서, 이 두 기능은 인체의 목을 보호하는 아주 중요한 기능으로서 만약 이 기능에 이상이 생기면, 우리가 특정 동작이나 외부로부터의 어떤 가벼운 충격으로 인해서도 목에 부상을 쉽게 입을 수 있게 되는 것이다. 따라서 이러한 목의 비정상적인 구조는 반드시 일차적인 치료의

대상이 되어야 한다.

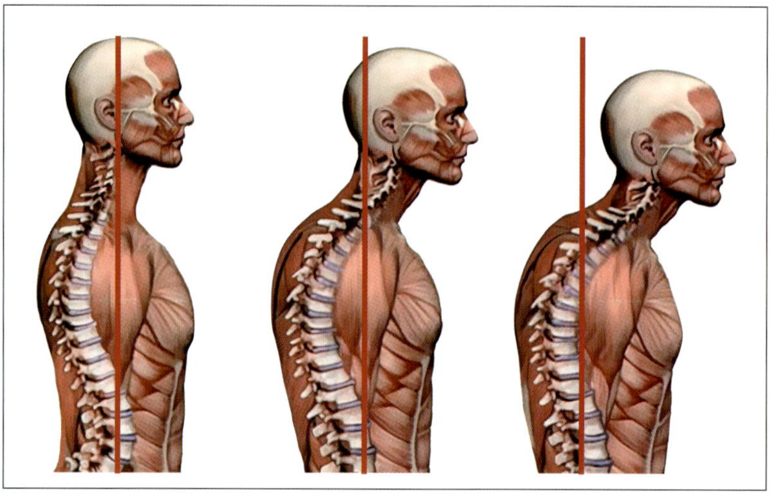

목의 정상적인 위치에서 자세의 변형으로 인해 거북 목이 발생하는 과정을 나타내 보이고 있다.

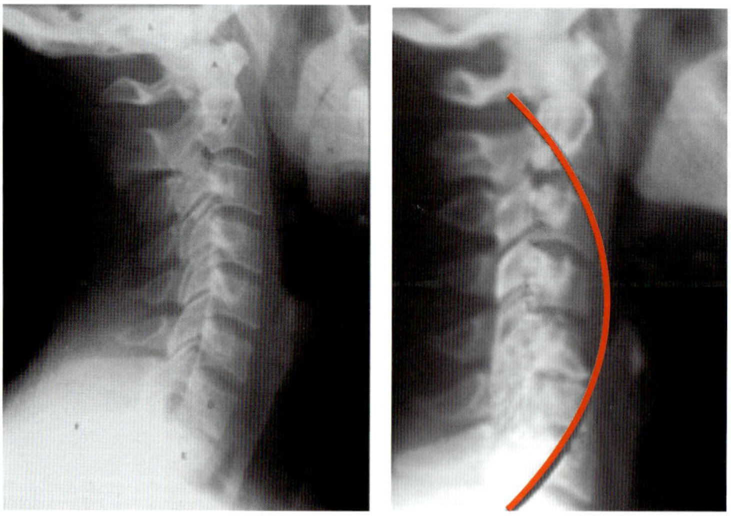

위의 좌측 그림은 X-ray 영상에서 정상 목커브를 나타내 보이고 있으며 우측 그림 X-ray 영상은 일자목을 보여주고 있다

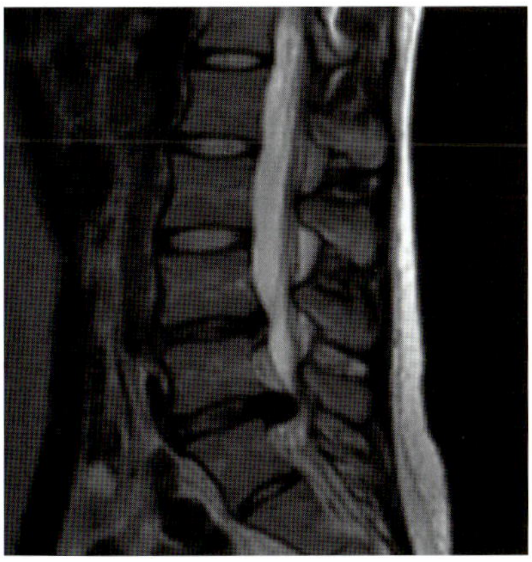

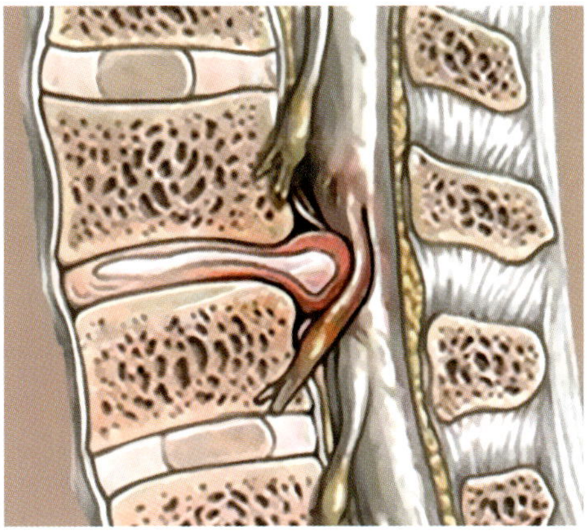

따라서 자연히 디스크 후방 돌출 현상이 나타나고, 이 상태가 장시간 지속되면 혈액이나 영양 공급 부족으로 인한 퇴행성 디스크가 발생하게 되며, 각종 허리 통증을 일으키는 원인이 되기도 한다.

올바르지 못한 자세는 외관상의 문제도 있지만, 그만큼 각 관절과 근육에 비정상적인 압박을 가하게 되고, 그 결과 관절과 디스크를 비롯한 연부조직은 물론이고 심지어는 내부 장기에까지 나쁜 영향을 미치게 되는 경우도 있다. 이렇듯 바르지 못한 자세는 우리의 몸을 서서히 망가뜨리는 암적인 존재와 같은 것이므로 올바른 허리 건강을 위해서는 반드시 바른 자세를 취하여야 한다.

요추 5번 디스크가 퇴행성 진행되면서 후방으로 돌출되어 있음을 알 수 있고(위 MRI 영상), 옆 그림에는 그로 인해 허리 신경이 눌리는 현상을 나타내 보이고 있다.

07 발은 무리 몸에 어떤 영향을 미치는가?

만약 발바닥의 내측에 있는 아치가 무너지는 문제가 발생하면 하지가 틀어지기 시작하는데, 그 영향이 신체의 상부로 전달되어 머리에까지 미치게 된다. 예를 들면, 체중이 실릴 때에 발에 내측 아치가 무너지는 기능성 평발은 다리의 회전을 일으키게 되고, 그에 따라 골반도 틀어지게 되면서 몸이 한쪽으로 기울어지는 비대칭의 자세가 발생하게 된다. 이 자세에서 좀 더 진행이 되면 등이 후방으로 불룩하게 튀어 나오게 되면서 머리는 전방으로 돌출되는 거북 목의 자세가 되는 것이다. 이는 우리의 몸은 유기체적으로 서로 연결되어 있어서, 어느 한 부위에 문제가 발생하면 다른 부위에도 그 영향을 미치게 되는 것을 보여주는 좋은 예가 된다. 좀 더 쉽게 비유해 보자면, 집의 주춧돌이 한쪽에서 내려 앉으면 집의 기둥이 비틀어지면서 그 쪽으로 기울어지게 되는 것과 같은 이치로 보면 된다.

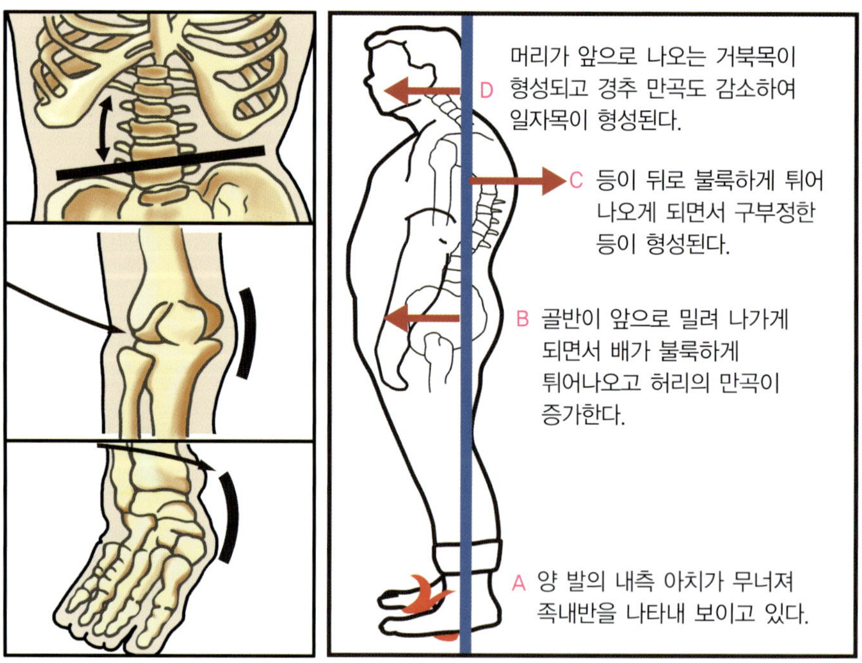

우측 그림은 발에 체중이 실리면 발의 내측 아치가 무너지면서 골반이 한쪽으로 기울어지면서 자세에 이상이 발생하는 기전을 보여 주고 있다.

08 근육의 균형이 몸매를 좌우한다!

우리 인체를 구성하고 있는 근육은 그림에서와 같이 그 특성상 상체에서 상부와 하부 (목과 허리 부위)로 나누어 2개로 교차 형태를 이루고 있는데, 서로 약화되는 근육과 경직되는 근육으로 반대의 성격을 가지고 있다. 이러한 근육의 특수성으로 인해 위에 언급한 바와 같은 비 대칭적인 불균형의 자세가 흔히 발생하기도 한다.

목과 가슴 주변의 근육을 살펴보면, 근육의 특성상 목 앞 근육과 등 하부 근육은 약해지고(그림에서 가는 선), 가슴 쪽에 있는 근육과 목과 등 상부를 이루고 있는 근육들은(그림에서 굵은 선) 긴장을 일으키게 되는데, 이로 인해 구부정한 등과 일자목 그리고 머리가 전방으로 돌출되는 경우가 발생하게 되며(아래의 위 그림 참조), 이로 인해 목 어깨 근육이 굳어지게 되고, 목 어깨 통증은 물론 두통과 함께 정신 집중력도 저하되면서 학업 성적과 업무 능력이 떨어지는 결과를 가져올 수도 있다.

허리 주변의 근육에서는, 배 근육과 엉덩이 근육은 약해지고 허리근육은 긴장을 일으키게 되다. 따라서 체형 상으로는 엉덩이가 전방으로 기울이지면서 자연히 오리 엉덩이를 형성하게 되고, 배는 불룩하게 나오게 된다(아래의 아래 그림 참조). 이러한 이상 자세의 상태에서는 등 허리 근육이 경직되면서 요통은 자연 발생적으로 나타난다고 볼 수 있다.

우리 신체의 정렬 상태는 거울 앞에 서서 전면과 측면에서 좌,우측과 상하의 균형 상태를 관찰함으로써 누구나 손 쉽게 자기의 몸을 파악할 수 있다.

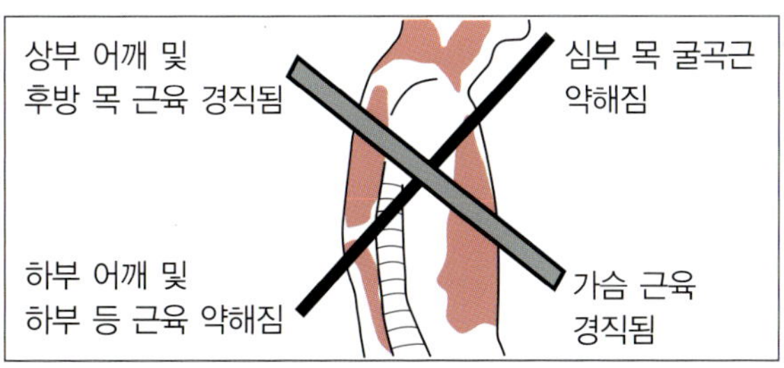

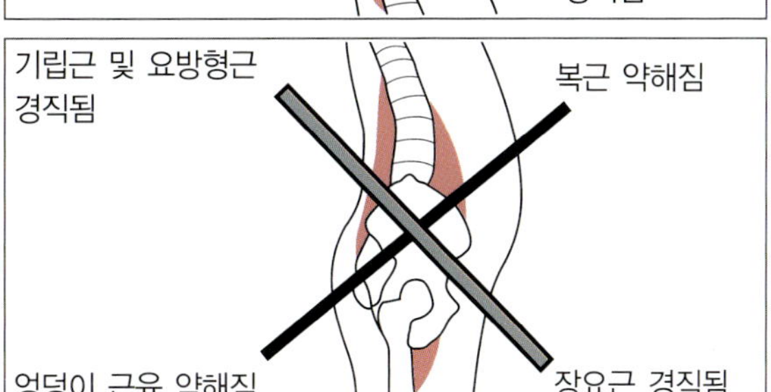

09 아름다운 몸매는 균형 잡힌 근막에서 시작된다!

우리의 몸은 근육, 관절로 구성되어 있으며, 이 두 구조물은 신경에 의해 지배되면서 각 관절은 근육의 작용에 의해 움직여 지지만, 자세의 형성이나 몸 전체의 움직임 그리고 신체의 한 부위에서 다른 부위로 힘의 전달은 근막의 작용에 의해 이루어진다. 예를 들면, 달리기를 할 때 다리의 힘은 팔을 다리의 움직임에 맞춰 전후방으로 같이 움직여 줄 때 더욱 속력을 낼 수 있고, 또 다른 한 예로는 주먹을 쥐고 앞으로 내 뻗을 때 주먹을 쥔 손의 반대편 발을 앞으로 내 디뎌 다리에 체중을 실은 자세에서 휘두를 때 앞으로 내디딘 반대편 다리의 힘이 팔에 전달 되면서 펀치의 힘이 더 세지는 것과 같은 경우이다.

근막은 근육을 둘러싸고 있는 얇은 막의 형태로 이루어져 있는 결합조직으로서 , 인체는 근막 조직에 의해 신체의 표면근육에서 심부근육까지 그리고 뼈와 내장, 뇌막의 조직까지 우리 몸의 전체가 근막에 의해 서로 유기적으로 연결되어 있다. 따라서 어느 한 부위에서 근막에 긴장이 발생하면 그것과 연결되어 있는 다른 신체 부위나 장기에까지 영향이 미치게 되면서 문제가 발생한 부위 외의 다른 부위까지 그와 관련한 연관통이나 기능장애가 발생하게 되고, 관절에서는 가동범위의 제한이 나타나게 될 뿐만 아니라 자세도 비틀어지는 비대칭의 이상자세가 나타나게 된다.

따라서 근막을 치료하는 것은 통증을 감소시키거나 없애기 위한 목적도 있지만, 신체의 자세이상을 치료하기 위해서는 필수적인 과정이 되는 것이다.

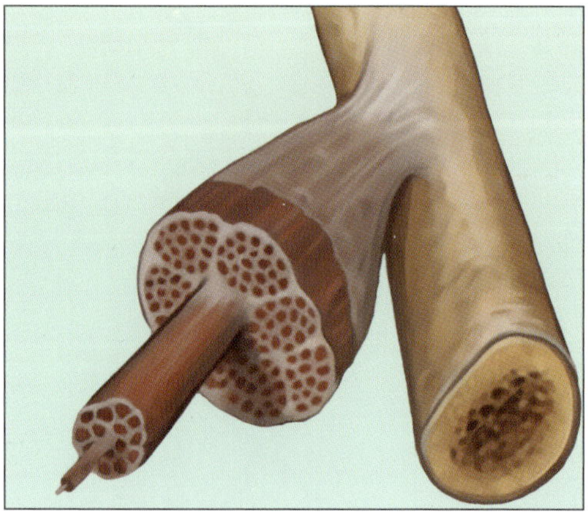

그림은 뼈와 근육을 덮고 있는 근막을 나타내 보이고 있다.
근막은 근육속에서 보이는 것 같이 근육다발도 함께 감싸고 있다

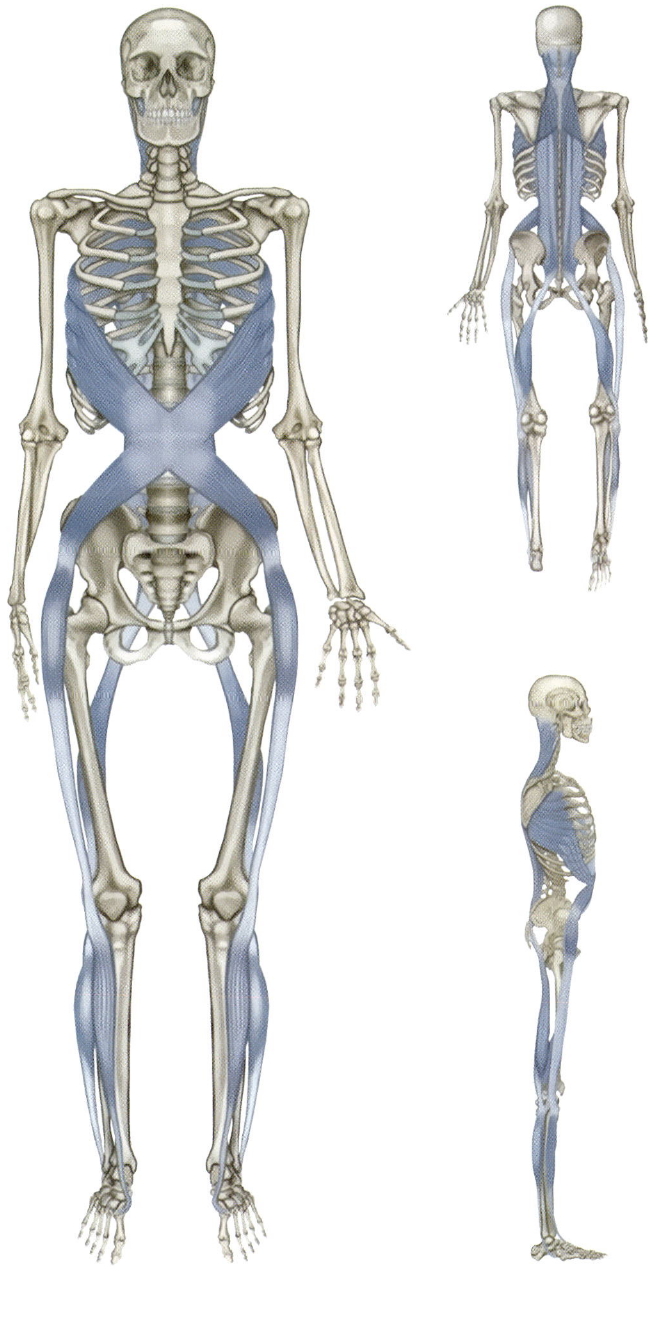

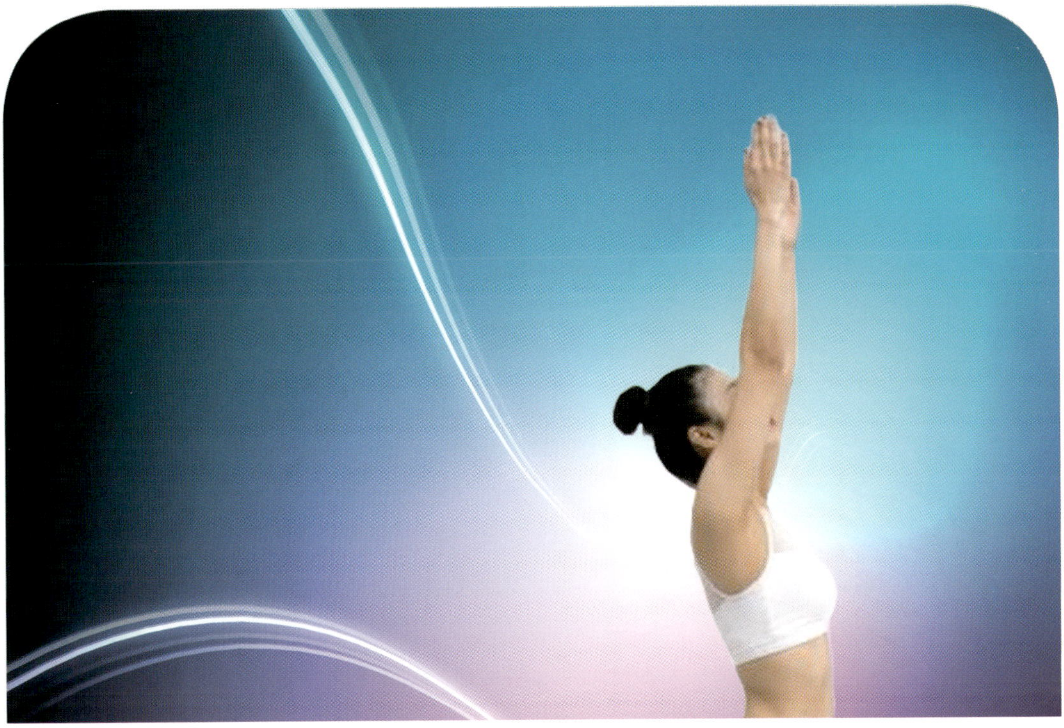

PART **2**

수건(베개)을 이용한 운동법

(1) 수건(베개)을 이용한 근육 스트레칭 운동법

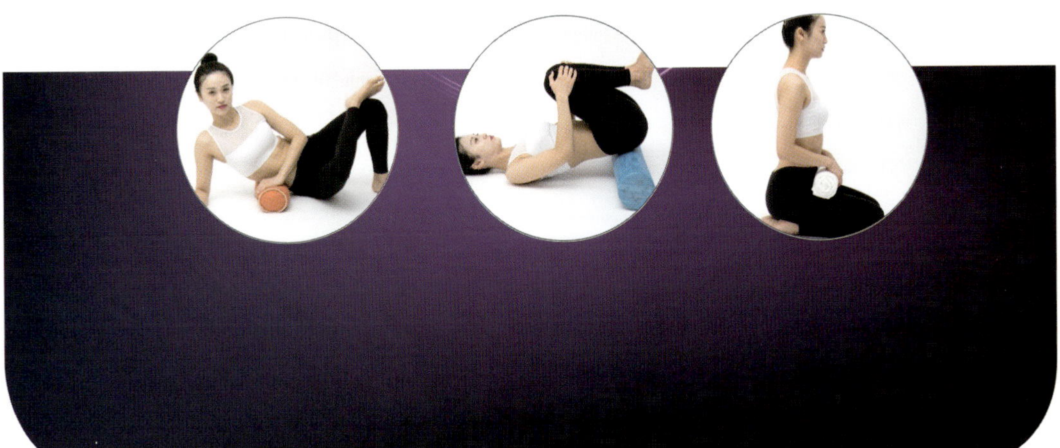

01 호흡 운동

⑴ 두 다리를 굽힌 채, 천장을 보고 바로 누운 자세에서, 수건을 명치 레벨의 흉곽 둘레 부위에 두르고, 양끝을 손으로 감아 쥔다.

⑵ 숨을 들이쉬면 수건에 의해 가슴에 압박을 느끼게 가슴을 확장시키고, 숨을 내쉴 때에는 수건에 의한 압박감이 줄어들게 가슴을 수축시키는 연습을 반복 시행한다.

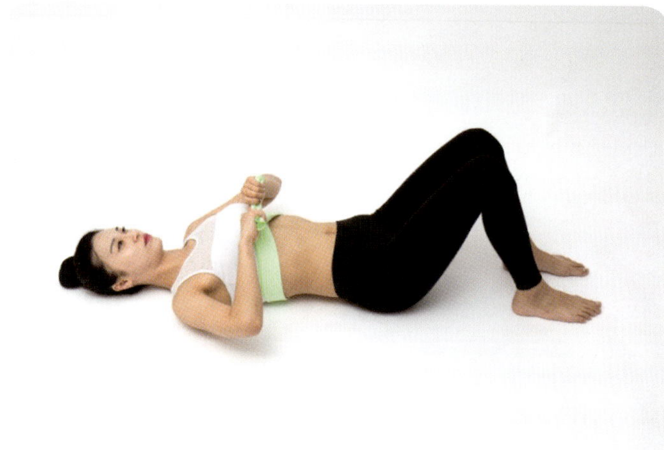

02 가슴 스트레칭

(1) 말아 놓은 수건이나 베개를 상부 등 견갑골 아래 부위에 두고, 두 손을 머리 밑에 받쳐 둔 채 바로 누운 자세를 취한다.

(2) 숨을 들이 쉬면서 머리를 바닥으로 내리면서 가슴을 들어 올려 최대한 신전시킨다.

(3) 5초간 유지한 후 숨을 내 쉬면서 제자리로 돌아온다.

(4) 10회 반복 시행한다.

* 상체를 뒤로 젖힐 때 골반이 바닥에서 떨어지지 않도록 주의한다.

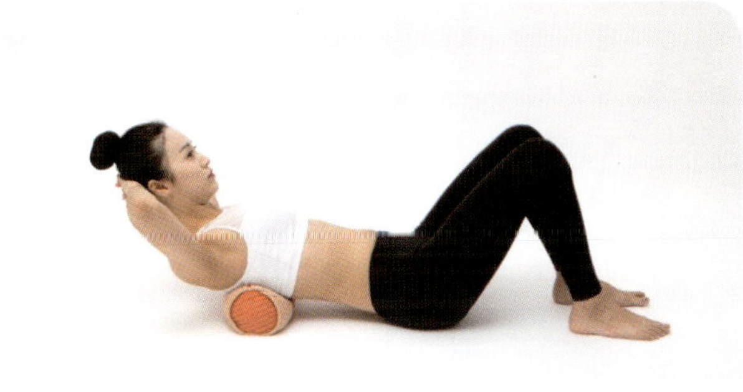

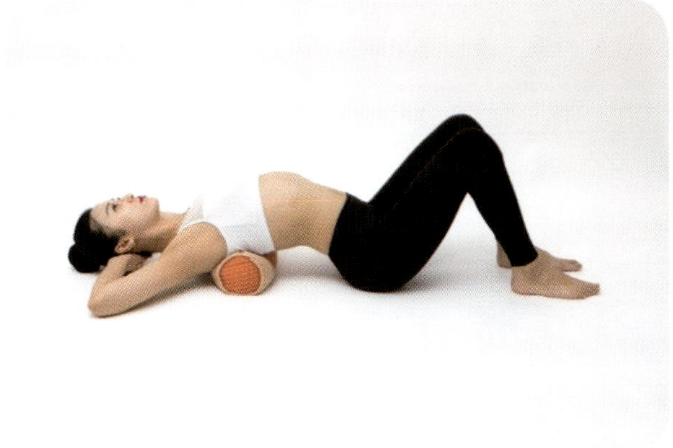

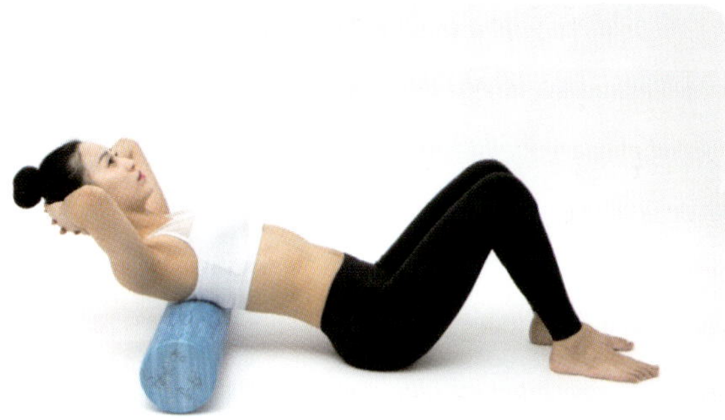

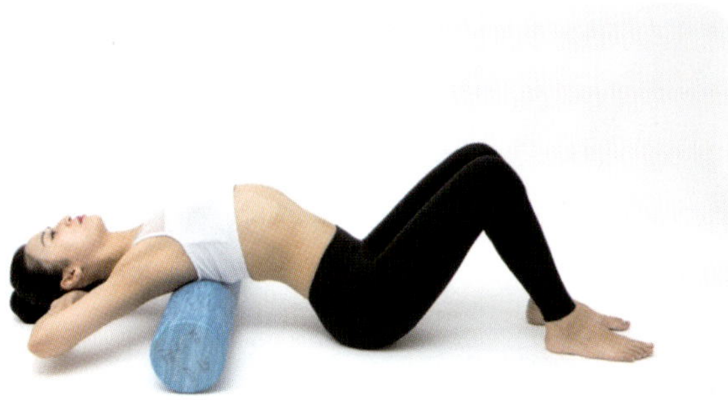

효과

거북 목 교정과 굽은 등 교정에 효과가 있다.
특히 원만한 호흡을 하는데 많은 도움이 된다.

주

이 동작에서는 수건을 단단하게 말아 수건의 탄성을 견고하게 하는 것이 효과적이다. 이 운동은 탄력 있는 가슴을 만드는데도 도움이 된다.

03 허리(견인) 스트레칭

⑴ 말아 놓은 수건이나 베개를 허리 밑 골반 상부 부위 밑에 받쳐 둔 채 바로 누운 자세를 취한다.

⑵ 두 손으로 무릎 부위를 잡고 가슴으로 당겨 골반을 들어 올린다.

⑶ 1분간 유지한 후 제자리로 돌아 온다. 2회 반복 시행한다.

* 무릎을 처음 굽힐 때는 한 다리씩 굽혀 상체가 흔들리지 않도록 하고, 다리를 완전히 가슴 쪽으로 굽힐 때는 허리가 구부정하게 굽어지지 않도록 주의한다.

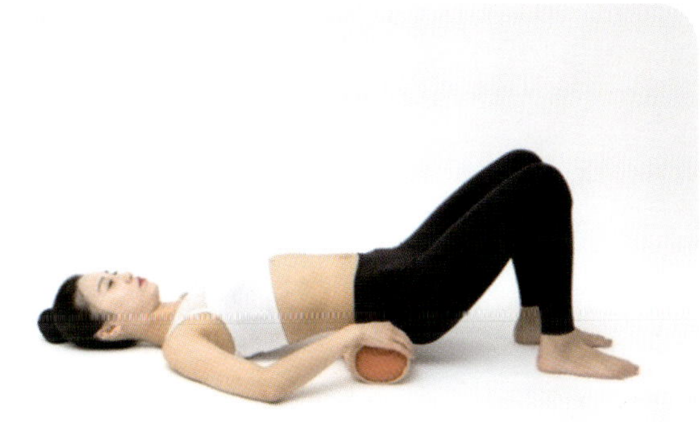

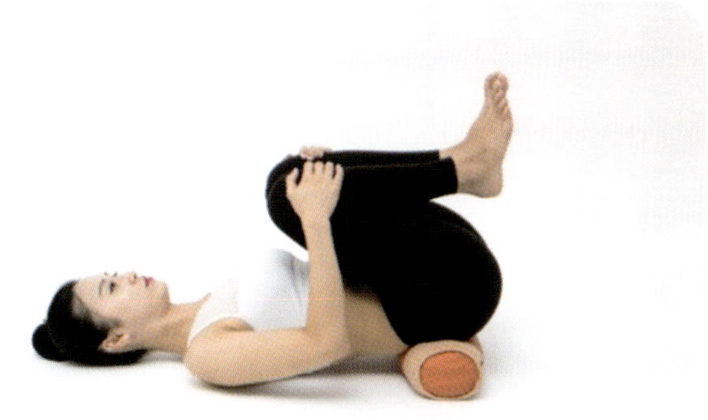

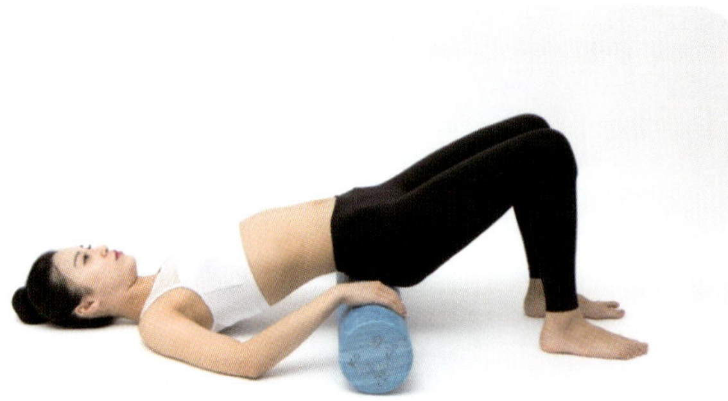

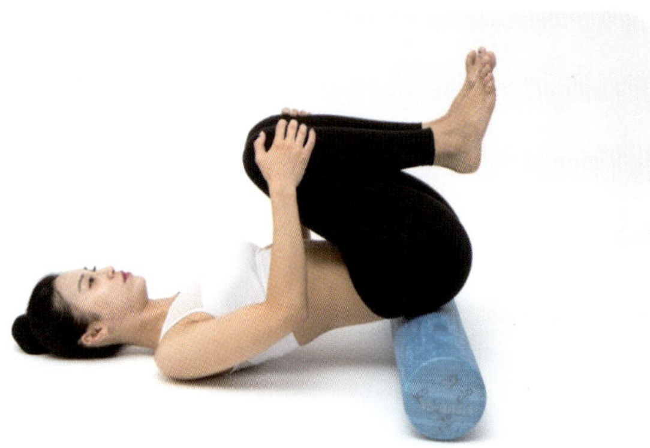

효과

허리를 견인시켜 요추를 이완시키고 디스크의 압력을 감소시키는데 도움이 된다.

주

이 동작에서는 수건을 단단하게 말아 수건의 탄성을 견고하게 하는 것이 효과적이다.

04 허리 전만 스트레칭

⑴ 허리 부위에 베개나 수건을 말아 두고, 바닥에 두 무릎을 굽힌 채 바로 앉은 자세를 취한다.

⑵ 수건을 허리 밑으로 받치면서 바닥에 등을 대고 바로 누운 상태에서 상체를 머리와 발 쪽으로 밀고 당기는 동작과 상하로 들어 올렸다 내리는 동작을 취한다.

⑶ 1분간 유지하고, 2세트 반복 시행한다.

* 허리에 통증이 발생하면 통증을 참지 말고, 수건의 높이를 낮추도록 한다

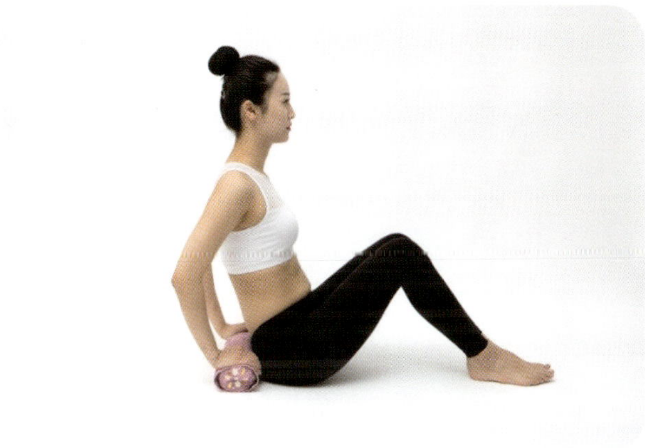

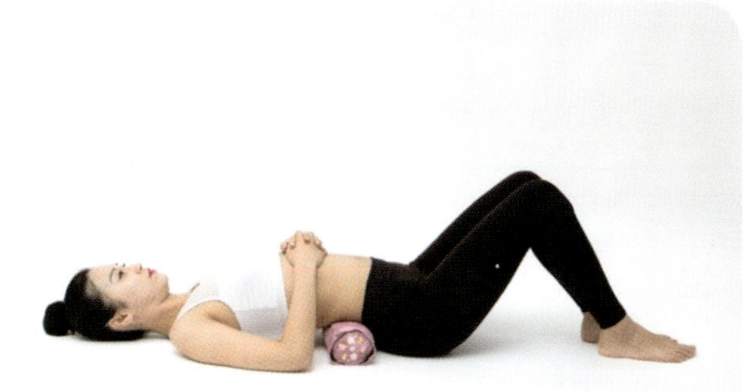

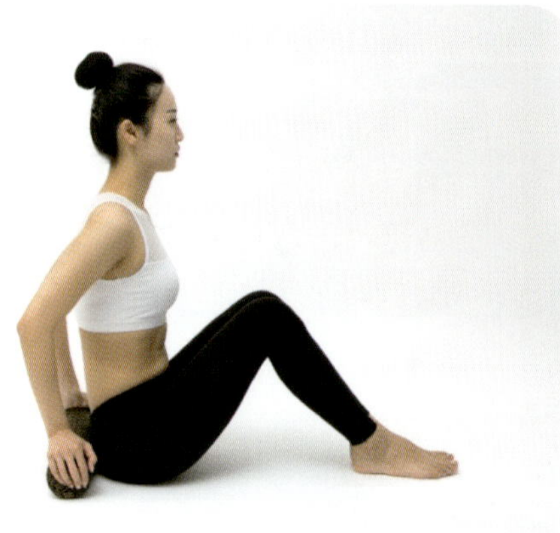

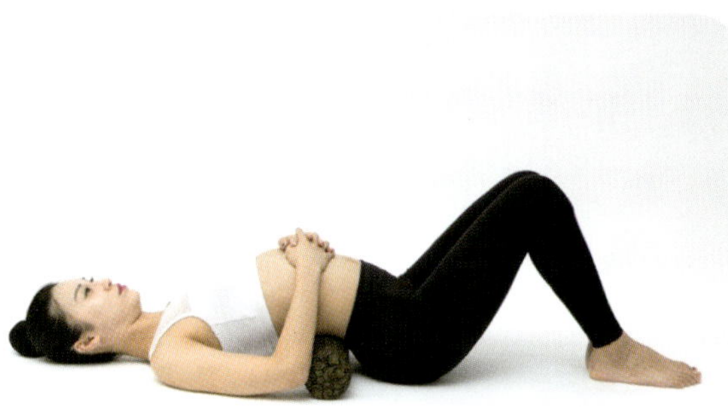

효과

간단한 동작이지만 허리에 만곡을 형성시켜 주고, 또한 특히 허리를 앞으로 숙일 때 통증이 나타나는 경우에 효과를 발휘한다.

주

처음에는 수건을 낮게 해서 시작하고, 점차적으로 그 높이를 증가시키는 것이 좋다.

05 등 허리 후만 스트레칭

(1) 허벅지 위에 작은 베개나 수건을 말아 얹어 놓은 채 무릎을 꿇고 앉아있는 자세를 취한다.

(2) 두 팔을 펴고 상체를 앞으로 최대한 숙여 수건에 압박을 가해 등과 허리를 둥글게 만든 다음 두 팔을 머리 위로 더 뻗어 올려 스트레칭을 시킨다.

(3) 1분간 유지하고, 2세트 반복 시행한다.

* 상체를 앞으로 굽힐 때 통증이 발생하면 그 위치 바로 전까지만 숙이고 더 이상 숙이지 않도록 한다.

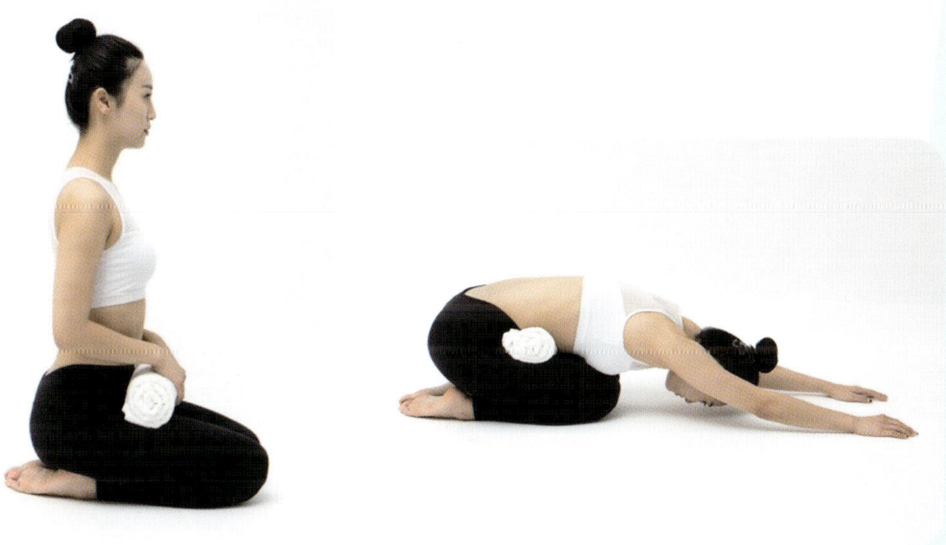

효과

척추와 등 근육이 스트레칭되면서 뒤로 젖힐 때 나타나는 허리 통증이 감소하는 효과가 있다.

주

상체 숙이는 각도를 점차적으로 증가시켜 나가도록 한다. 의자에 앉은 자세에서도 가능하다.

06 몸통 비틀기

⑴ 둥근 베개나 수건을 말아 등에 대고 두 팔을 옆으로 벌려 누운 자세에서, 머리 밑에도 수건을 말아 두어 목과 척추가 일직선이 되도록 한다.

⑵ 수건을 한쪽으로 굴리면서 머리와 함께 상체를 반대편으로 돌려 5초간 유지한 후 제자리로 되돌아온다.

⑶ 좌우 교대로 10회씩 2세트 반복 시행한다.

* 펼친 두 팔은 바닥과 수평을 유지하여야 한다.

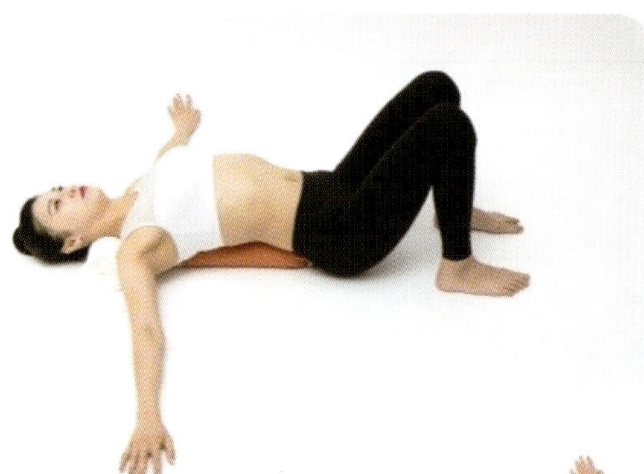

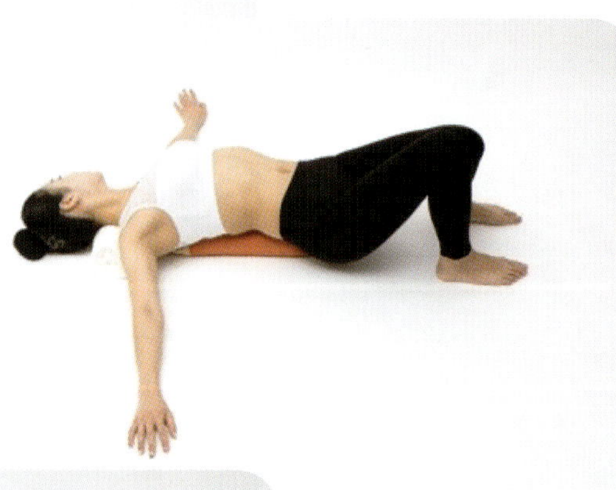

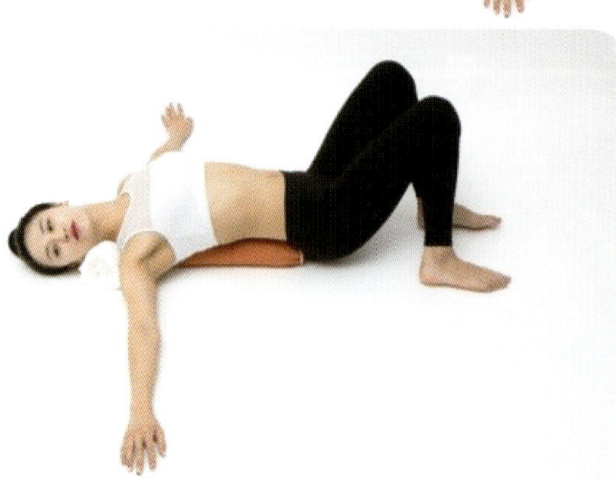

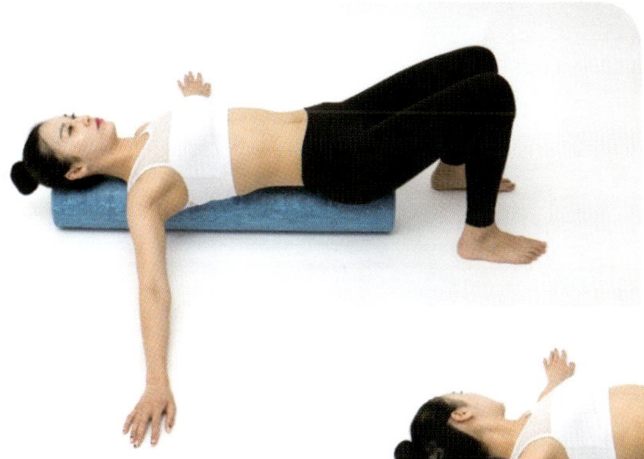

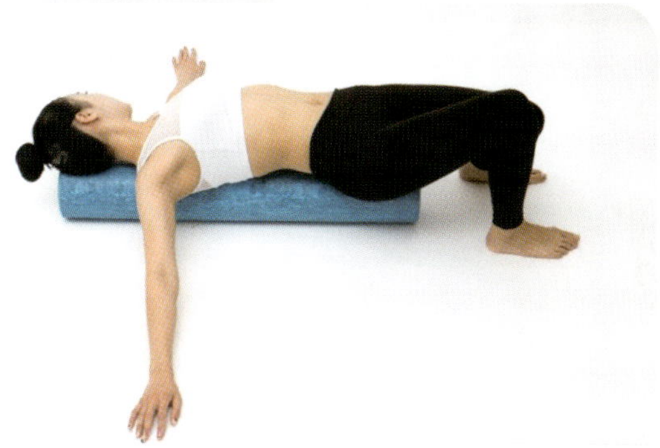

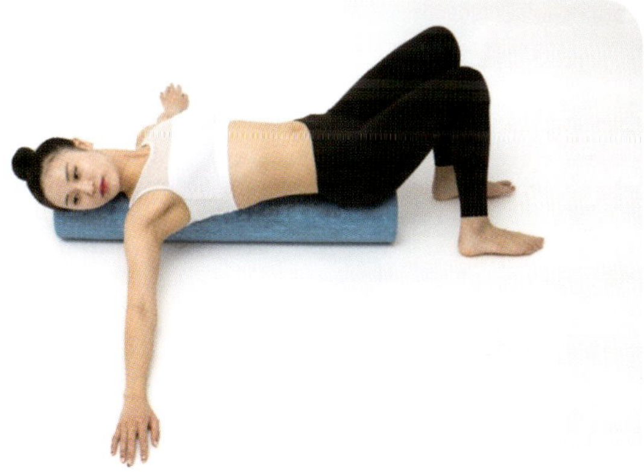

효과

목과 상체 척추의 유연성을 증대시켜 주고, 구부정한 등 개선에 많은 도움이 된다.

주

이 동작에서는 수건을 단단하게 말아 수건의 탄성을 견고하게 하는 것이 효과적이다. 이 운동은 탄력 있는 가슴을 만드는데도 도움이 된다.

07 장요근 스트레칭

⑴ 둥근 베개나 말아 놓은 수건을 골반 밑에 두고 바로 누운 자세에서 시작한다.

⑵ 한쪽 다리의 무릎을 굽히고, 양손으로 굽힌 다리의 무릎을 잡고 가슴 쪽으로 당기고, 반대편 다리는 펴진 상태로 바닥을 향해 밀어 내린다.

⑶ 좌우 교대로 10초간씩 10회 반복 시행한다.

* 다리를 당길 때 허리가 굽어진다거나 다리를 내릴 때 허리가 과도하게 젖혀지지 않도록 주의한다.

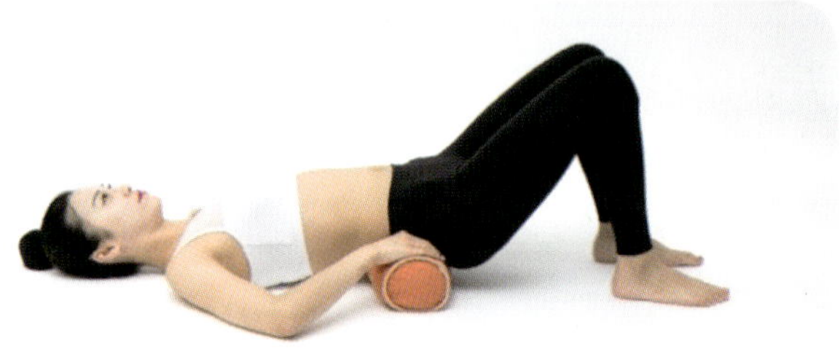

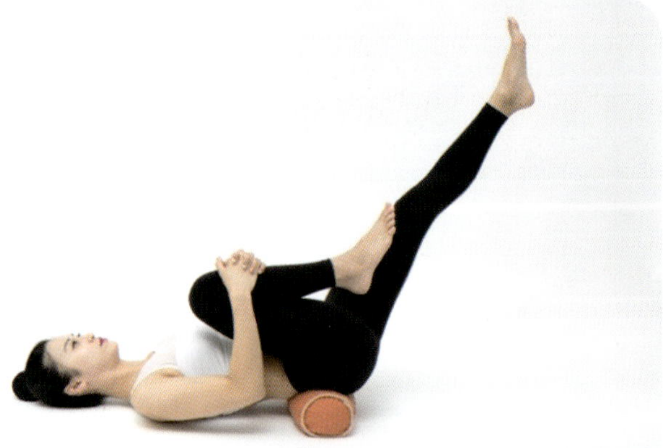

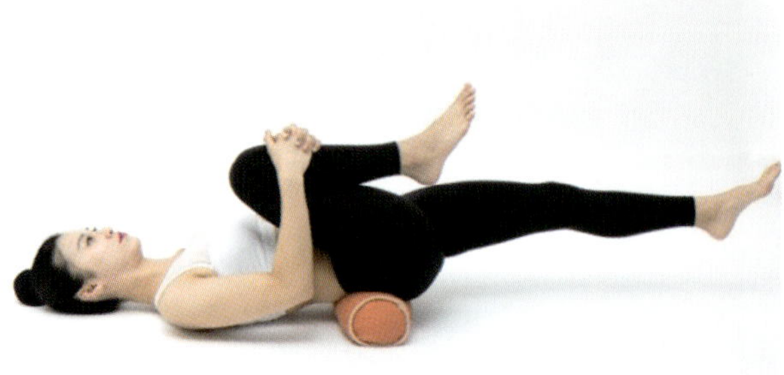

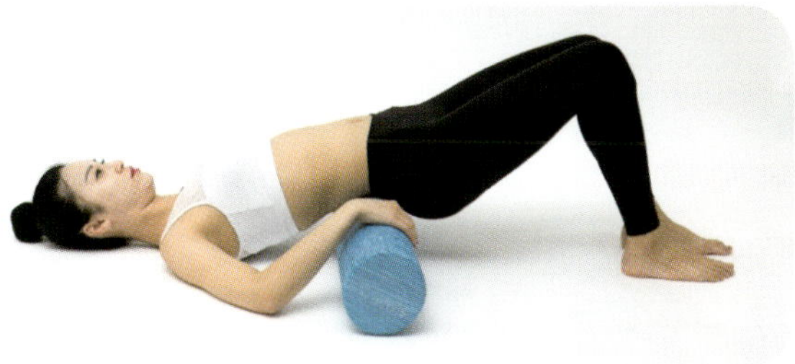

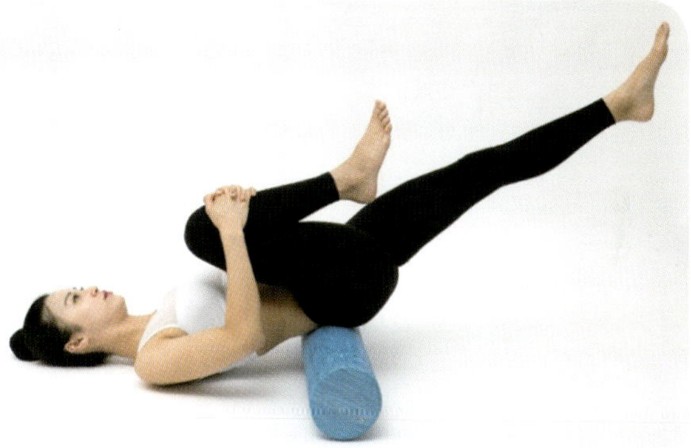

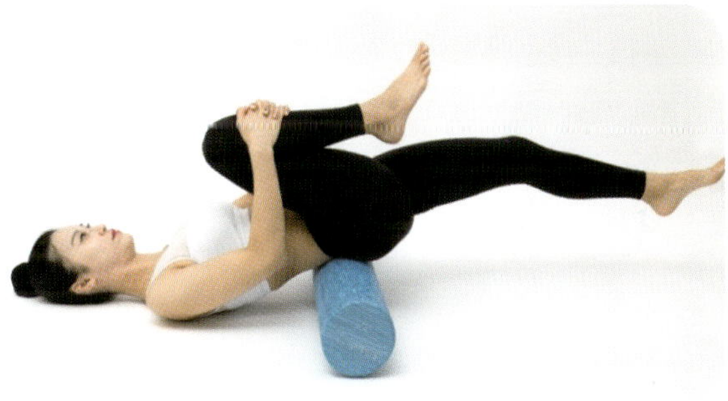

효과

장요근이 스트레칭 되면서 허리가 편해지고 고관절의 움직임이 원활해 진다.

주

허리의 부담을 고려하면서 다리는 최대한으로 많이 내리는 것이 좋다.

08 요방형근 스트레칭

(1) 베개나 말은 수건을 허리 밑에 받쳐 놓고, 팔꿈치로 상체를 지지하고, 다리는 굽혀 반대편 허벅지에 발을 올려 놓고 상체를 비스듬히 돌린 자세에서 시작한다.

(2) 상체로 베개나 수건에 눌러 요방형근이 압박을 받은 상태에서 위아래로 움직여 스트레칭이 되도록 한다.

(3) 좌우 교대로 1분간씩 2세트 반복 시행한다.

* 베개나 수건이 늑골에 닿지 않도록 주의한다.

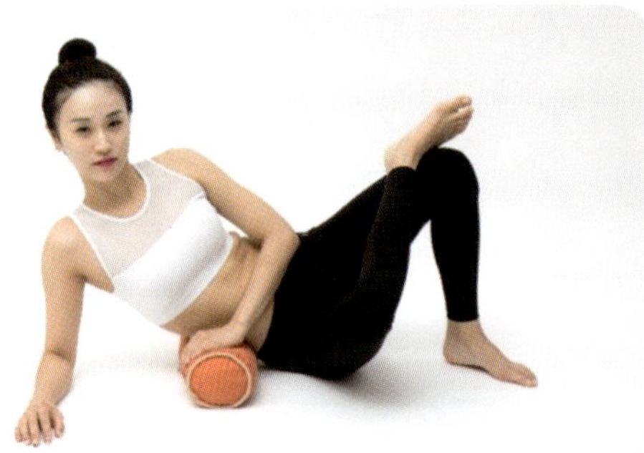

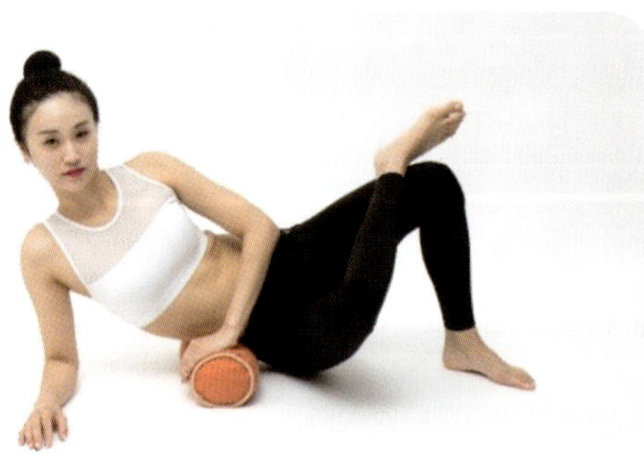

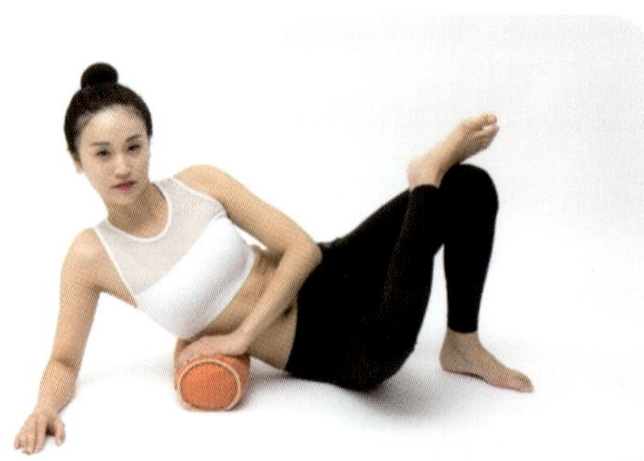

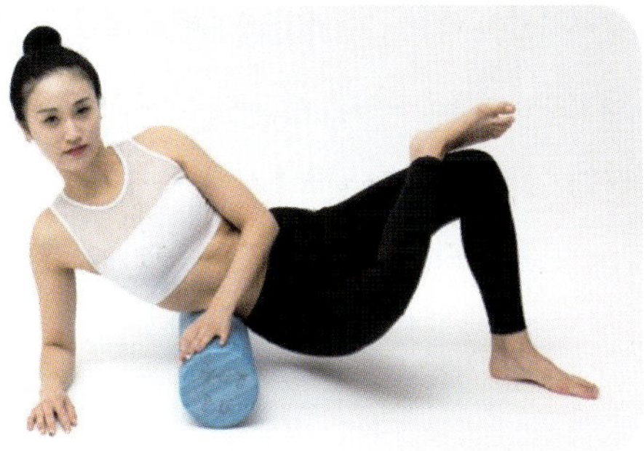

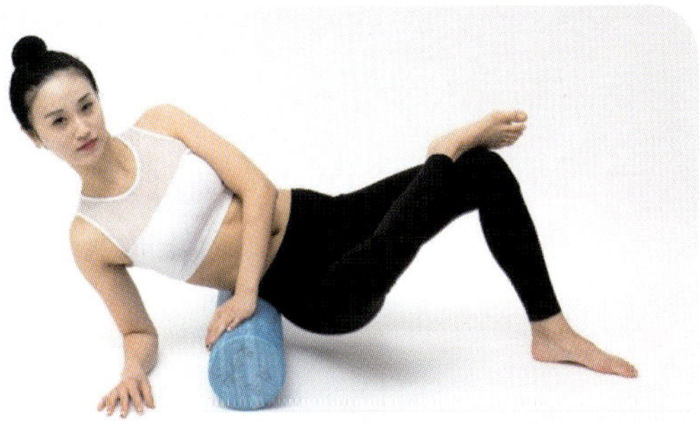

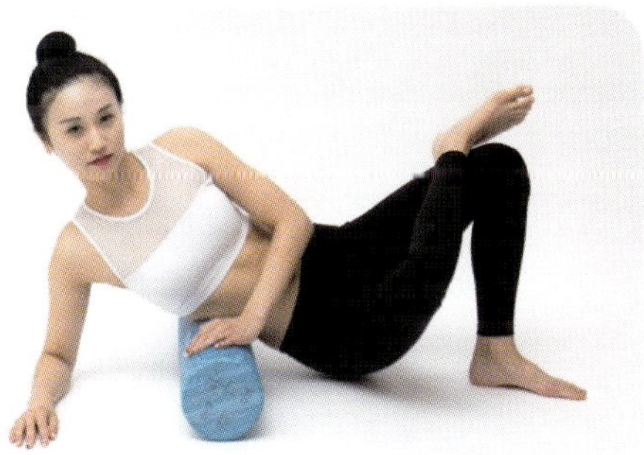

효과

요통의 원인이 되는 요방형근이 이완될 뿐만 아니라 척추측만증과 골반 교정에도 효과가 있다.

주

어깨나 팔꿈치가 아플 때는 상체를 위아래로 움직이지 않고, 상체를 베개에 눌러 요방형근에 압박을 가한 채 그대로 유지하고 있어도 좋다.

09 햄스트링 스트레칭

⑴ 둥근 베개나 말은 수건을 허벅지 밑에 두고, 두 다리를 벌려 바로 누운 자세에서 시작한다.

⑵ 양 발과 함께 엉덩이를 바닥에서 베개 높이 만큼 들어 올려 놓은 상태에서 양 발목을 동시에 내 외측으로 회전시킨다.

⑵ 1분간씩 2세트 반복 시행한다.

* 다리를 흔들 때 골반이 따라 움직이지 않도록 하고, 무릎이 굽혀지지 않도록 주의한다.

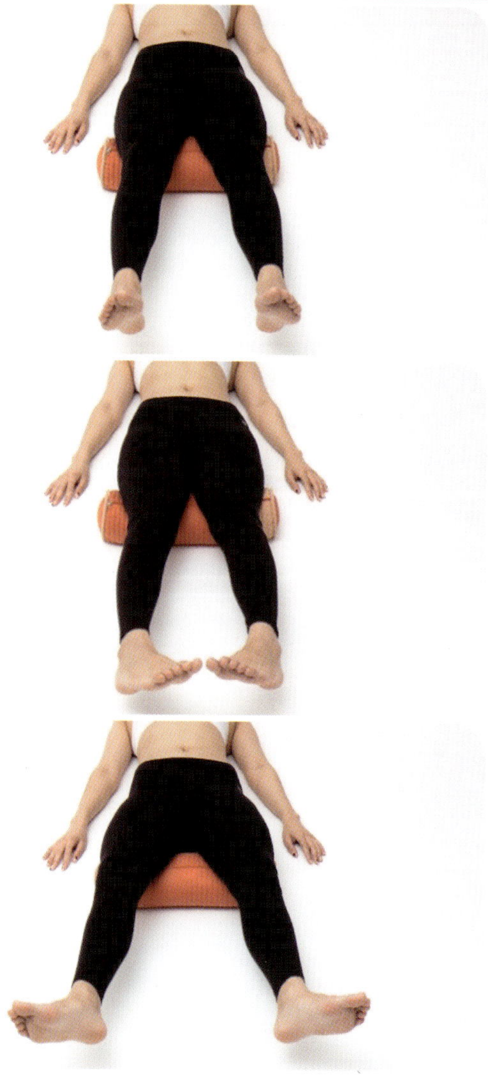

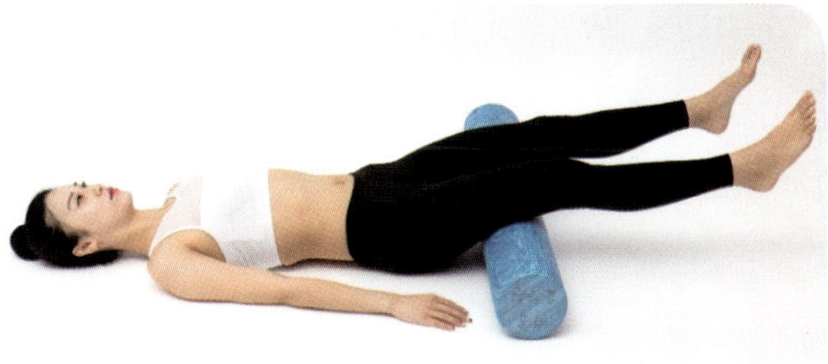

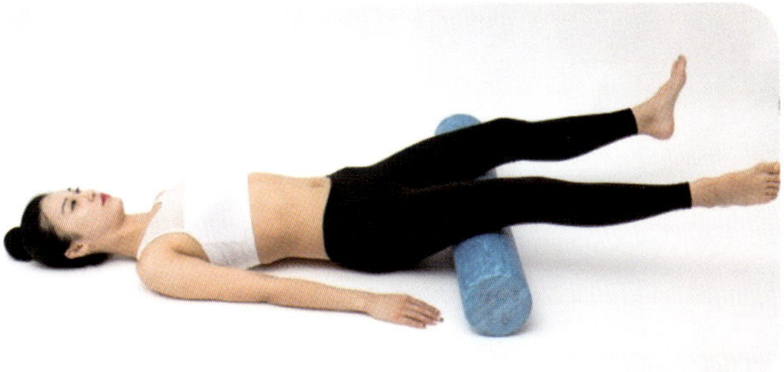

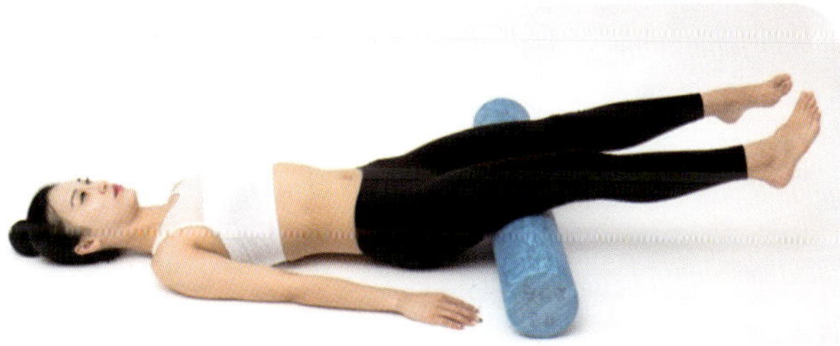

효과

햄스트링이 스트레칭 되면서 허리와 골반이 편해지는 것은 물론 고관절의 움직임도 원활해지면서 다리의 교정도 가능한데, o형 다리는 외회전시키고, x형 다리는 내회전시킨다.

주

이 동작에서 복근과 엉덩이 근육 그리고 심부 코어근육에 힘을 주면서 하면 더 좋은 효과를 기대할 수 있다.

10 이상근 스트레칭

⑴ 둥근 베개나 수건을 말아 골반 아래에 놓고, 두 무릎을 굽히고 바로 누운 자세에서 시작한다.

⑵ 한쪽 다리를 굽혀 발목을 다른 쪽 다리의 허벅지 위에 올려 놓고 세워져 있는 다리를 가슴 쪽으로 당긴다는 느낌으로 천천히 들어 올린다.

⑶ 좌우 교대로 10초간씩 10회 반복 시행한다.

* 골반에 체중을 잘 유지시켜 다리를 들어 올릴 때 허리가 굽어지지 않도록 주의한다.

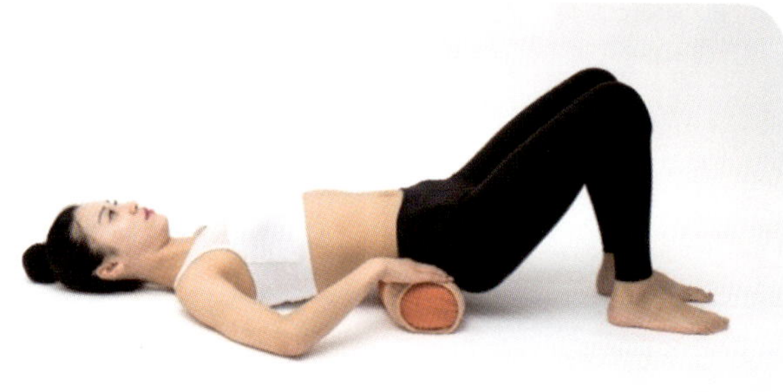

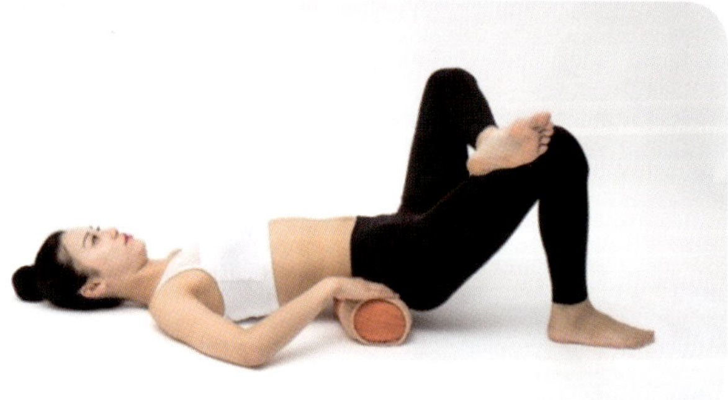

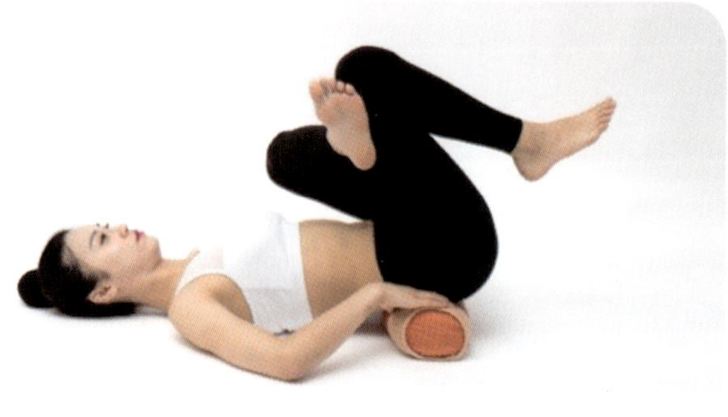

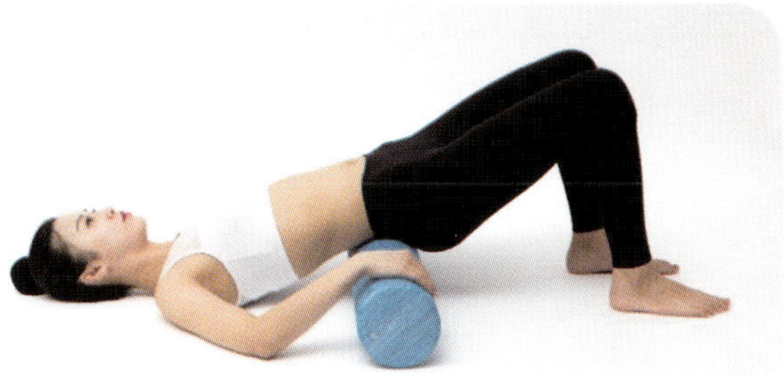

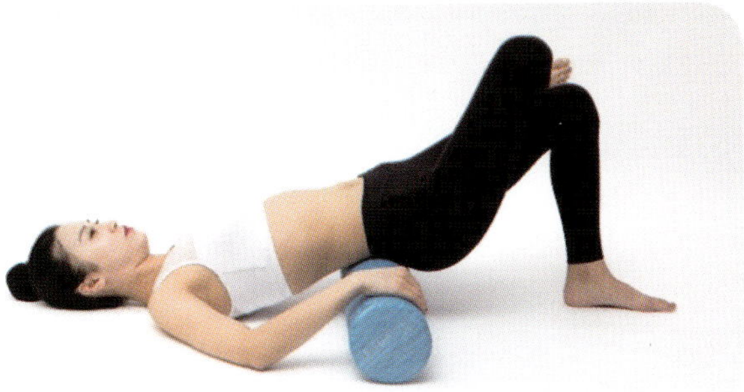

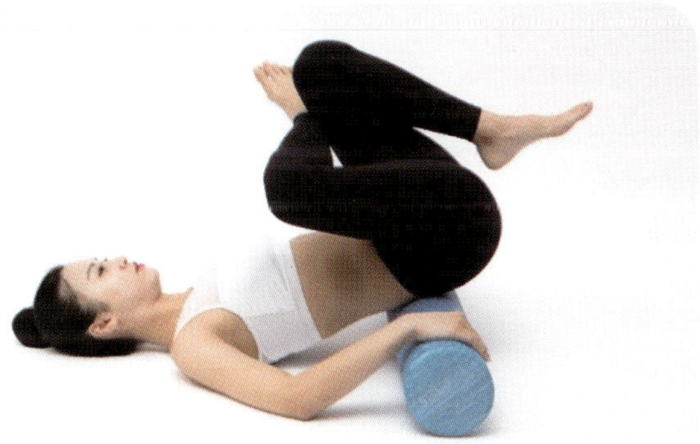

효과

이상근이 스트레칭되면서 골반과 고관절이 편하고 움직임이 원활해 진다.
이상근 증후군에 효과가 좋다.

주

골반 밑에 수건을 받쳐 두면 수건을 사용하지 않을 때보다 장요근과 복근을 사용하지 않게 되기 때문에 더욱 수월하게 운동을 할 수 있다.

11 종아리근육 스트레칭

(1) 바닥에 무릎을 꿇고 상체를 바로 편 상태에서 종아리 위에 수건을 말아 얹어 놓은 자세를 취한다.

(2) 엉덩이를 내려 앉아 허벅지와 종아리 근육이 수건에 의해 압박을 받도록 한다.

(3) 1분간 유지한 후 이완시킨다. 이 동작을 2세트 반복 시행한다.

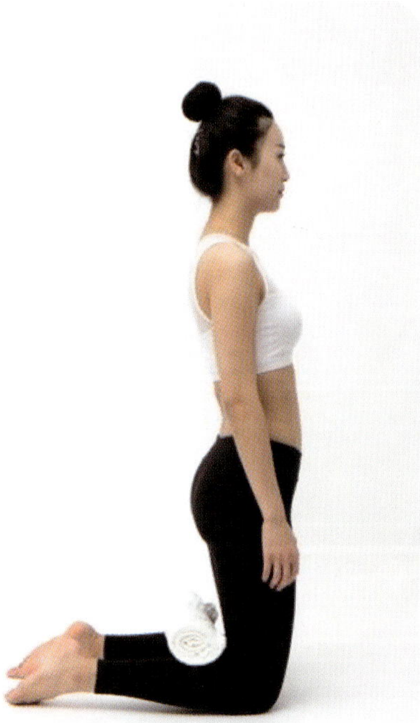

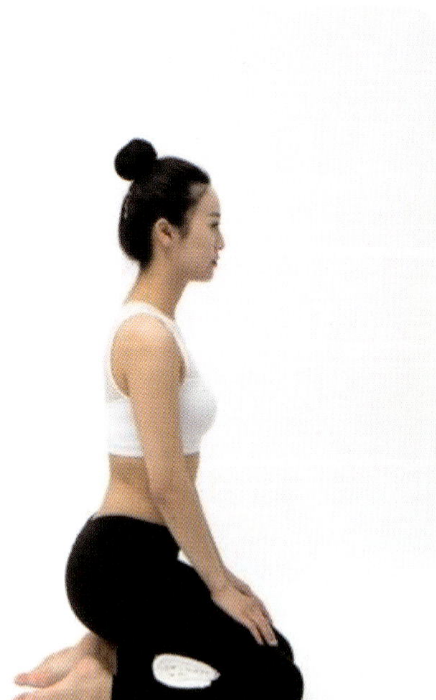

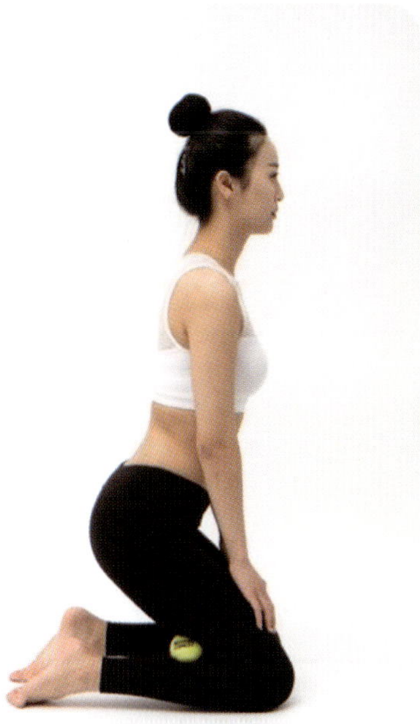

효과

종아리 근육이 이완되고, 혈액 순환이 증가하면서 통증이 감소할 뿐만 아니라 근육이 날씬해 지는 효과도 있다.

주

종아리 근육에 쥐가 자주 발생하는 경우에도 추천할 만한 좋은 운동이다. 수건 대신에 테니스 공을 사용해도 좋다.

12 아킬레스 건 스트레칭

(1) 수건을 발 앞 부위에 받쳐 두고, 벽에 손을 대고 바로 선 자세를 취한다.

(2) 이 자세를 10-15초간 유지하였다가 이완시킨다.

(3) 이 동작을 10회 반복 시행한다.

* 이 자세에서 양 발 뒤꿈치를 동시에 들어 올렸다 내리는 동작을 반복하면 종아리 근육이 강화된다.

* 발가락에 관절염이 있거나 아킬레스건에 염좌가 있는 환자는 이 운동을 피하는 것이 좋다.

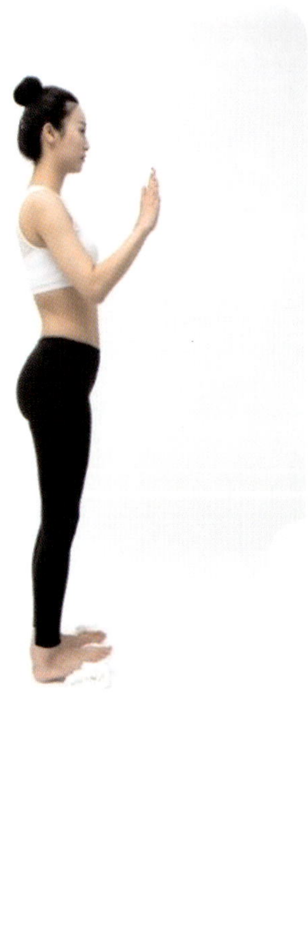

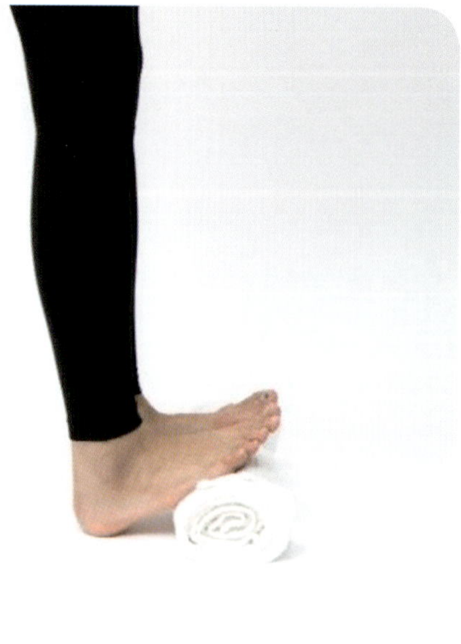

효과

종아리 근육의 강화와 함께 살이 빠지는 다이어트의 효과도 있다.

주

만약 요통이나 다리 통증이 있으면서 발뒤꿈치를 들어 올리는 힘이 어느 한쪽이 다른 쪽 보다 약하면 허리 디스크를 의심해 볼 수 있으므로 전문의와 상의해 볼 것을 권한다.

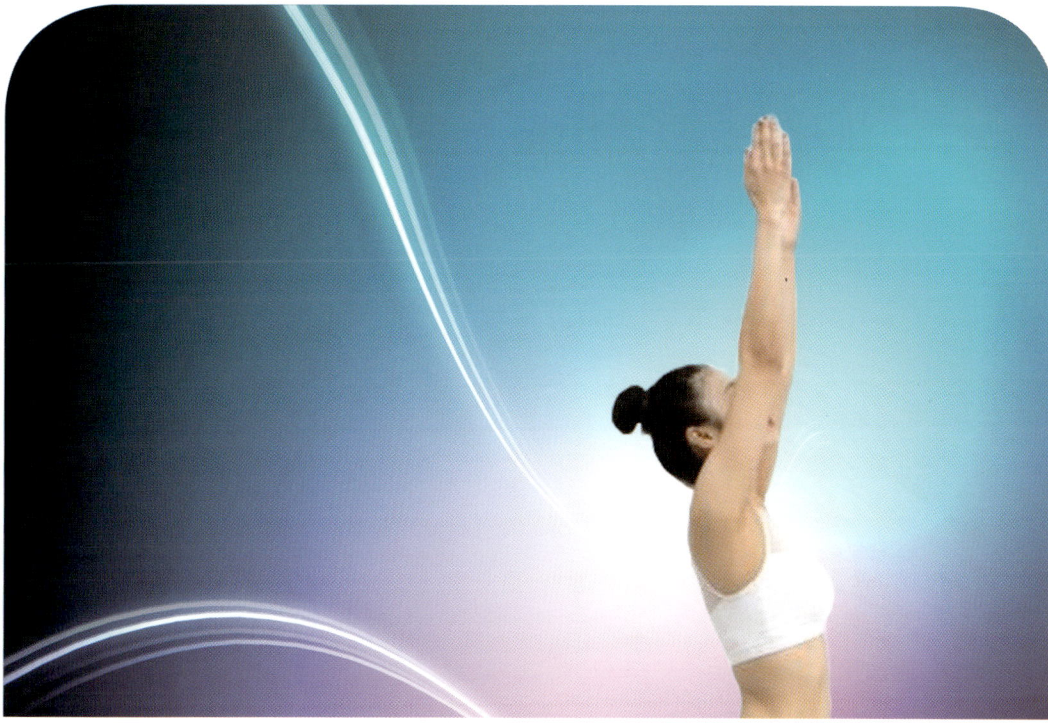

PART **2**

수건(베개)을 이용한 운동법

(2) 수건(베개)을 이용한 근육 강화 운동법

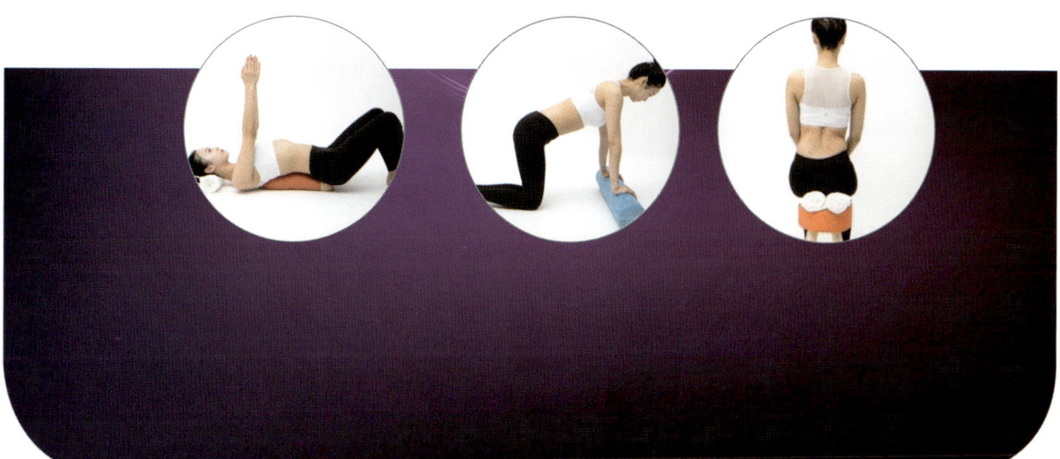

01 굽은 등 펴기 운동 : 가슴 스트레칭

⑴ 둥근 베개나 말아 놓은 수건을 등에 대고, 두 팔을 천장을 향해 들어 올려 놓고 눕는다. 머리 밑에도 수건을 받쳐두어 목과 척추가 일직선이 되도록 한다.

⑵ 숨을 들이 쉬면서 두 팔을 양 귀 옆 머리 위로 최대한 뻗어 올렸다가 숨을 내쉬면서 제자리로 되돌아온다.

⑶ 다시 숨을 들이 쉬면서 두 팔을 양 옆으로 최대한 뻗어 내렸다가 숨을 내 쉬면서 제 자리로 되돌아 온다.

⑷ 이 동작을 각 20회씩 반복 시행한다.

* 팔을 옆으로 벌릴 때 몸이 좌우로 흔들리지 않도록 주의한다.

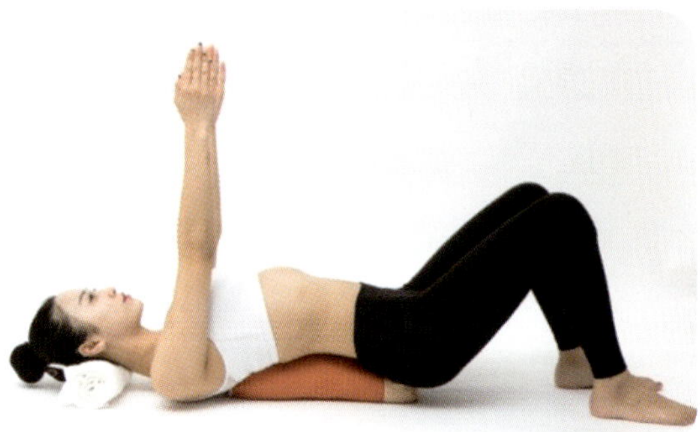

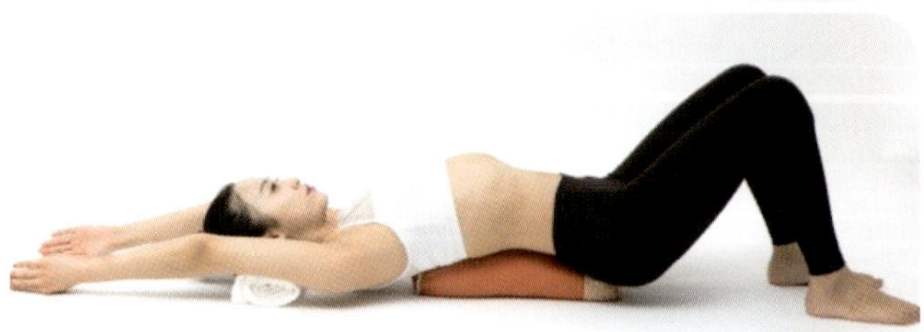

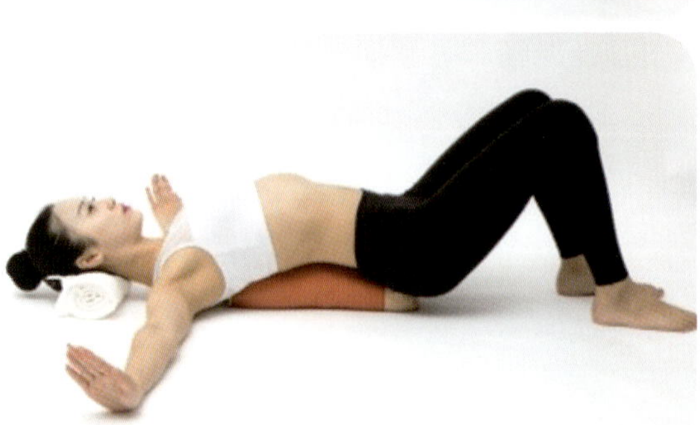

효과

거북 목 교정과 굽은 등 교정과 동시에 탄력 있는 가슴을 만드는데도 도움이 되며, 특히 호흡 개선에도 많은 효과가 있다.

주

이 동작에서는 수건을 단단하게 말아 수건의 탄성을 견고하게 하는 것이 효과적이다.

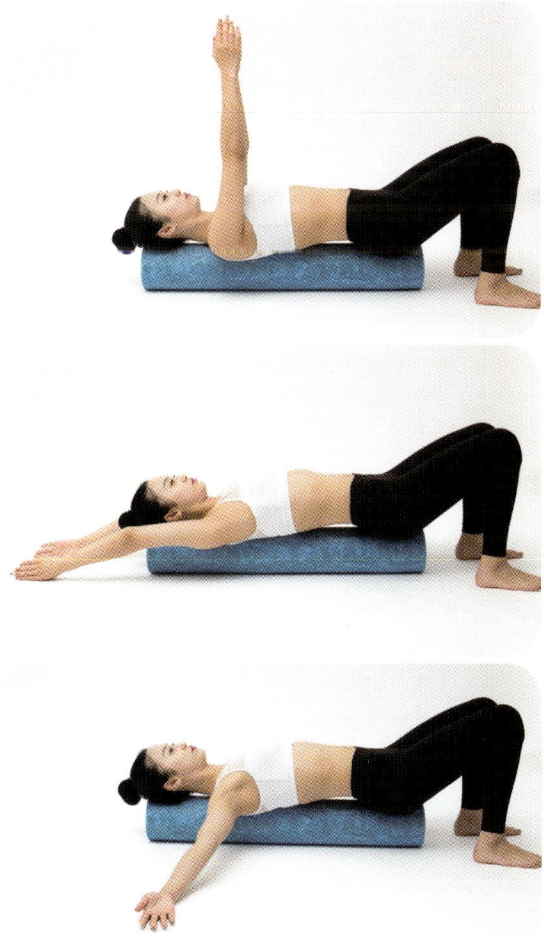

02 굽은 등 펴기 운동 : 전거근 강화 1

⑴ 베개나 수건을 말아 등 아래 세로로 두고 바로 눕는다. 두 팔을 천장을 향해 똑바로 뻗어 올린다.

⑵ 천장을 향해 두 팔을 어깨가 딸려 올라갈 정도로 더욱 힘차게 뻗어 올린다.

⑶ 1분간 유지하도록 하며, 2세트 반복 시행한다.

* 두 팔을 뻗어 올릴 때, 상체를 견고하게 고정시켜 흔들리지 않도록 하고, 양 어깨가 딸려 올라가지 않도록 주의한다.

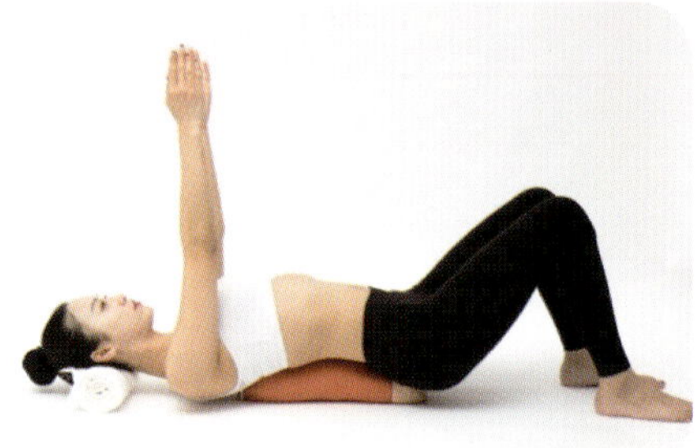

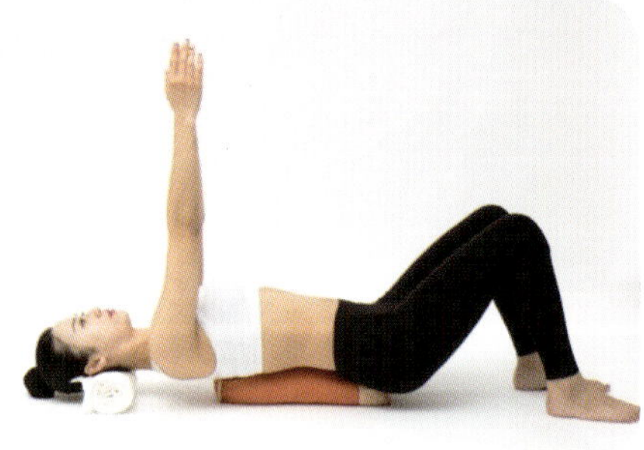

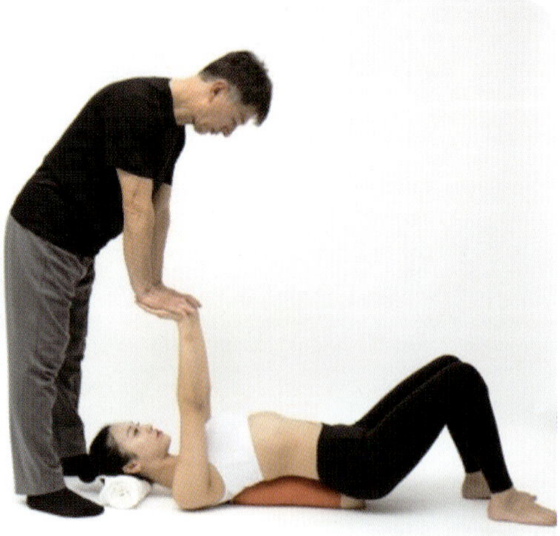

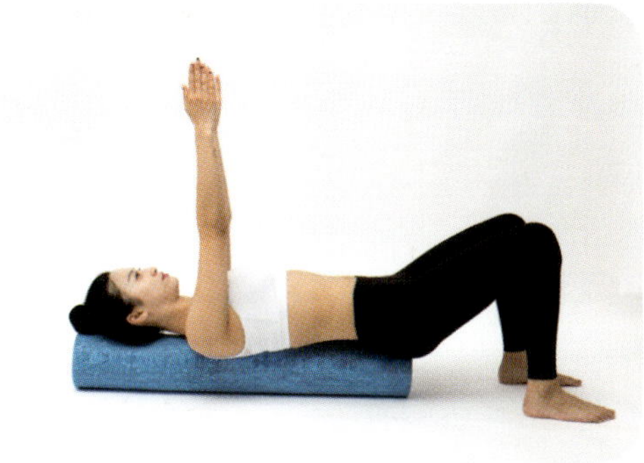

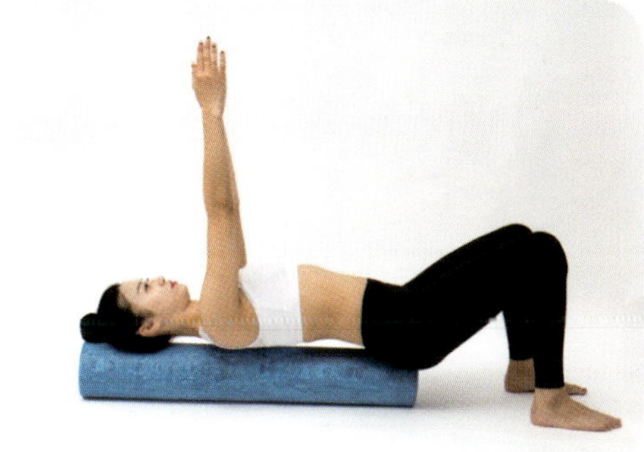

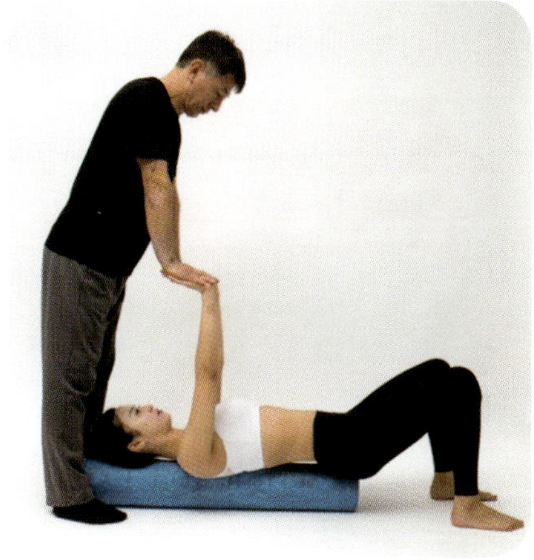

효과

전거근이 강화되면서 구부정한 등과 거북 목을 교정하는데 많은 도움이 된다. 상승모근이 이완되는 효과도 있다.

주

운동 동작 중에 보조자가 대상자의 두 손을 위에서 바닥을 향해 눌러 주면서 저항을 시키면 좀 더 강한 운동의 효과를 얻을 수 있다.

03 굽은 등 펴기 운동 : 전거근 강화 2

⑴ 베개나 수건을 말아 그 위에 두 손바닥으로 짚고 네 발로 기는 자세를 취한다.

⑵ 두 팔을 최대한 쭉 뻗어 등 상부가 볼록해지면서 양 견갑골이 양쪽 외측으로 당겨 내려지게 한다.

⑶ 1분간 유지하도록 하며, 2세트 반복 시행한다.

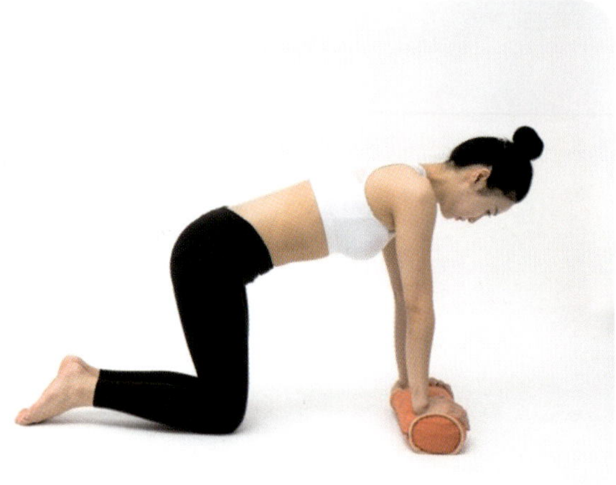

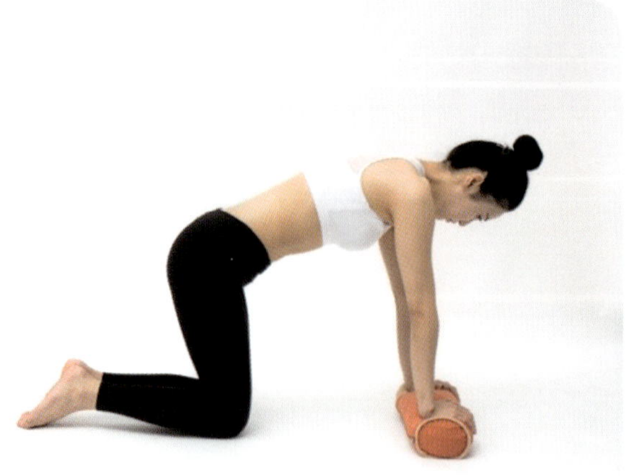

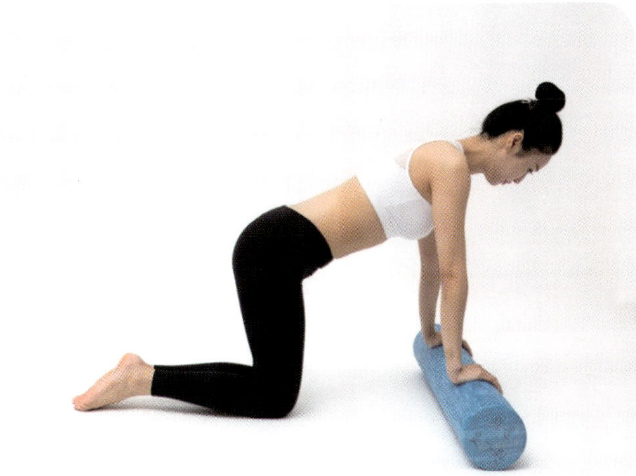

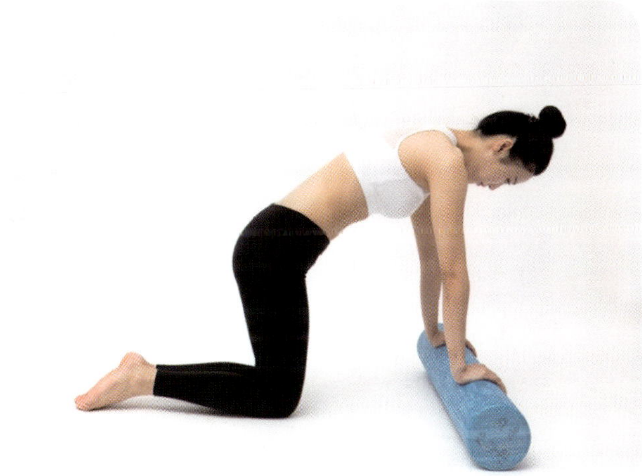

효과

전거근이 강화되면서 구부정한 등과 거북 목을 교정하는데 많은 도움이 된다. 상승모근이 이완되는 결과도 가져 온다.

주

팔을 뻗어 펴면서 양 견갑골을 당겨 내리는 것이지 등을 구부정하게 하는 것이 아니다.

04 골반기저근 강화 운동 : 앉은 자세

⑴ 수건 두 개를 말아 양 골반 밑에 두고, 양팔을 가슴 앞에 교차해두고, 의자에 바로 앉은 자세에서 시작한다.

⑵ 척추를 똑바로 세운 채 호흡에 맞춰 상체는 움직이지 않고 골반만 좌우(위 사진), 전후(아래 사진) 방향으로 움직인다.

⑶ 앞뒤 좌우 교대로 각 10회씩 2세트 반복 시행한다.

* 상체의 움직임 없이 골반만 움직여야 한다. 허리를 과도하게 젖히거나 굽히지 않도록 한다.

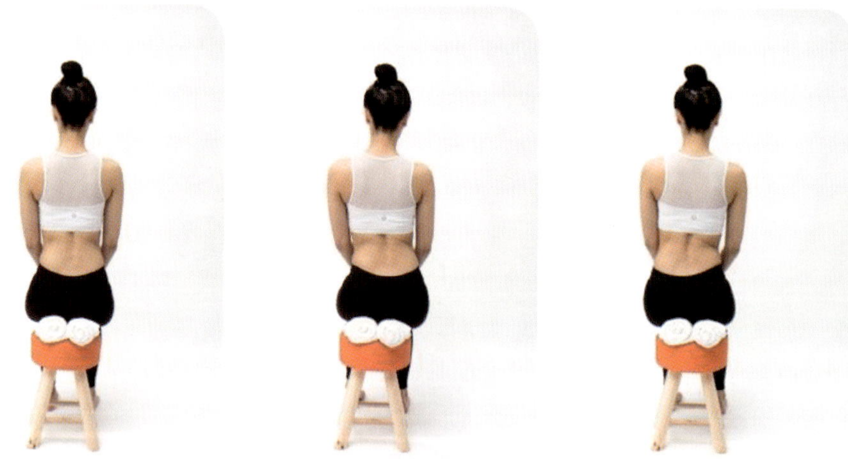

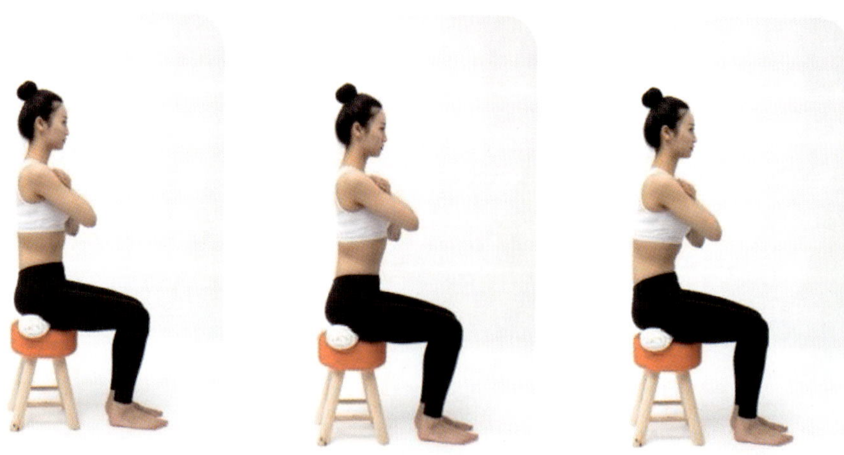

효과

허리근육, 복근 및 골반기저근이 강화되기 때문에 허리 건강에 많은 도움이 된다.

주

이 동작을 진행하는 과정에서 몸 속 심부 코어근육을 활성화시켜 유지하고, 척추는 똑바로 바닥과 수직을 이룬 상태로 중립 자세가 유지되도록 한다.

05 골반기저근 강화 운동 : 누운 자세

⑴ 두 무릎을 굽혀 어깨 너비만큼 벌려놓고, 등 가운데 둥근 베개나 말은 수건을 세로로 두고 바로 누운 자세에서 시작한다.

⑵ 숨을 들이쉬면서 배를 부풀렸다가 내쉬면서 복부가 베개에 달라붙는 느낌으로 배에 힘을 준다. 배에 힘을 주어 골반이 뒤로 기울어지며, 허리가 바닥에 닿도록 압박을 가해 밀어내려 5초간 유지한 후 숨을 들이쉬면서 시작자세로 되돌아온다.

⑶ 10회 시행하도록 하며, 3세트 반복 시행한다.

* 상체는 이완된 상태를 유지해야 하고, 허리 부위의 척추를 이용해 허리를 바닥으로 누르지 않도록 주의한다.

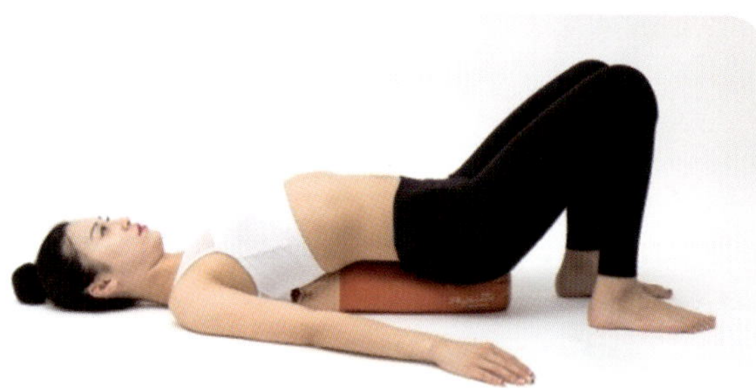

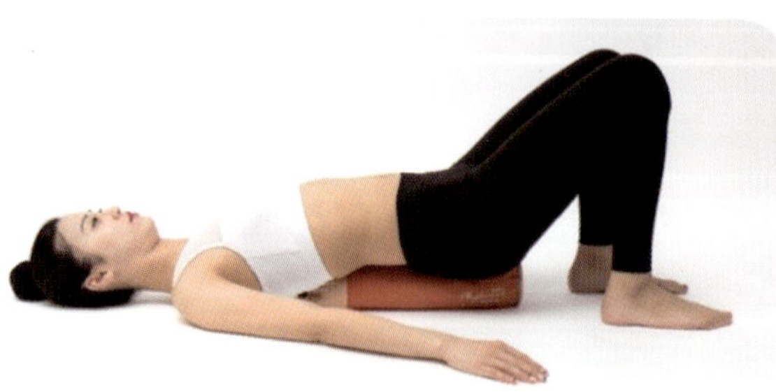

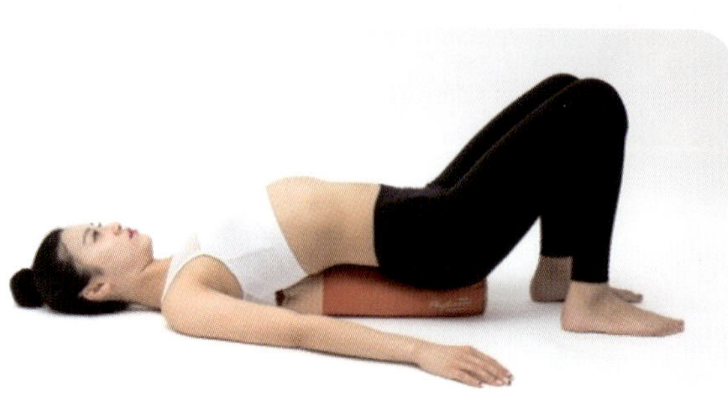

효과

허리근육, 복근 및 골반기저근이 강화되기 때문에 허리 건강에 많은 도움이 된다.

주

복부 깊숙한 곳에서 복횡근이 수축하며 활성화되는 것을 느껴보도록 한다. 내쉬는 호흡에 복부를 수축시키고, 엉덩이 근육에 힘을 주어 엉덩이가 약간 들리도록 해도 좋다.

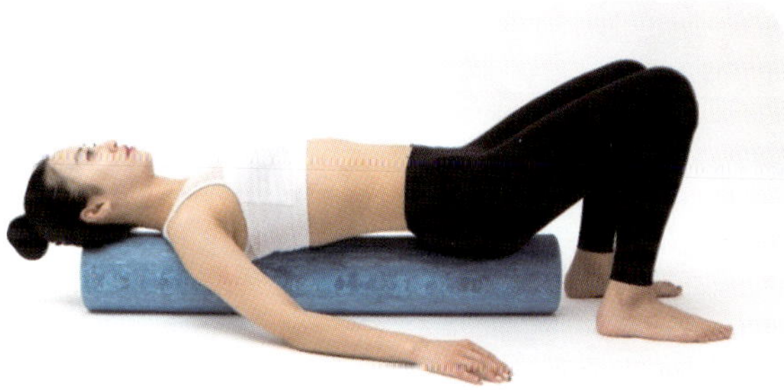

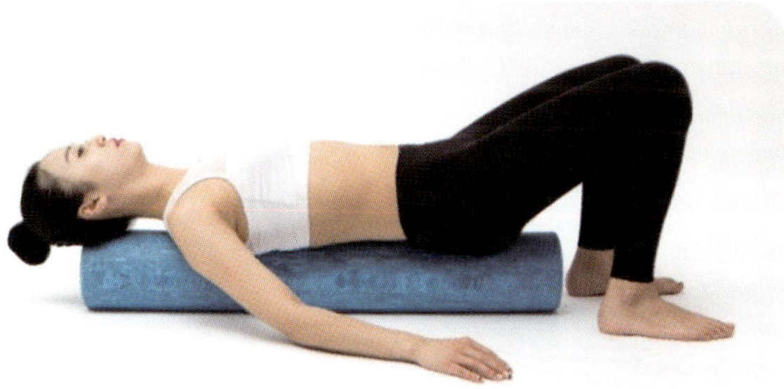

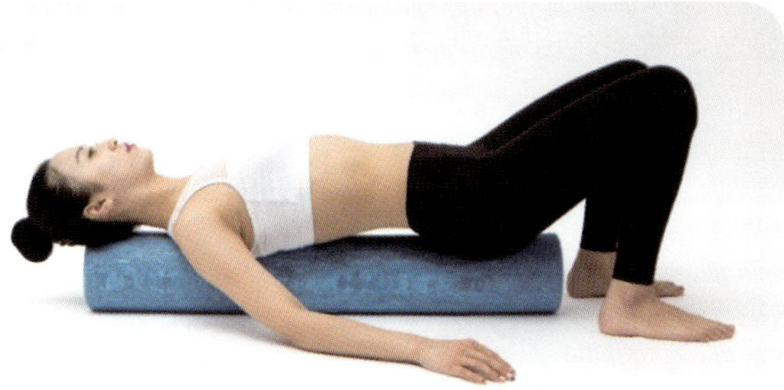

06 골반 들어 올리기

(1) 둥근 베개나 말아 놓은 수건을 상부 등 견갑골 밑에 두고, 두 손을 머리 밑에 받쳐 두고 두 무릎은 굽힌 채 바로 누운 자세를 취한다.

(2) 숨을 내 쉬고 복근과 엉덩이 근육에 힘을 주면서 골반을 천천히 들어 올린 다음 5초간 유지한 후 숨을 들이 쉬면서 제자리로 내려 놓는다.

(3) 10회 시행하도록 하며, 2세트 반복 시행한다.

* 골반을 들어 올릴 때 상체가 흔들리지 않도록 주의한다.

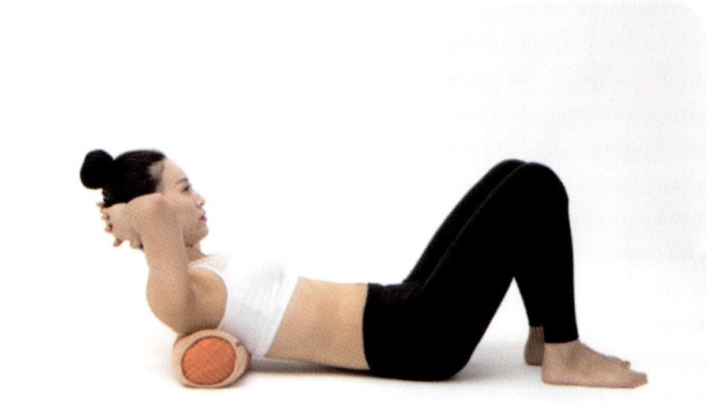

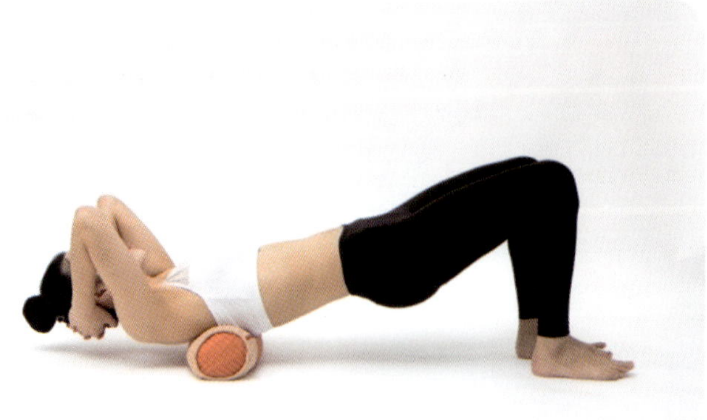

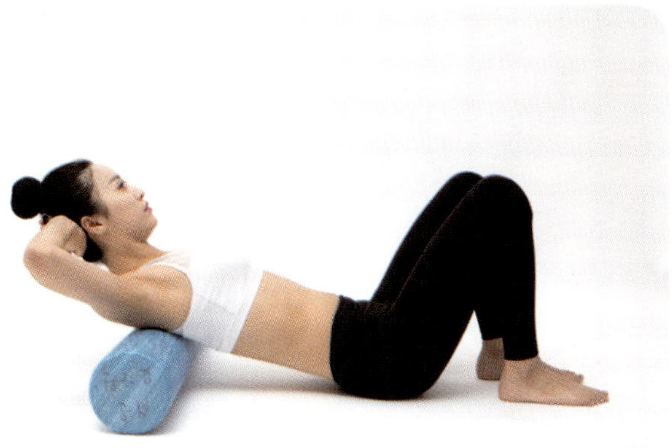

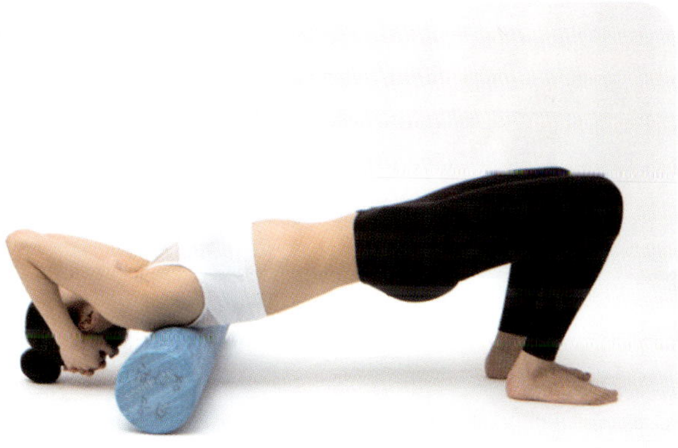

효과

복근, 기립근, 대둔근 및 코어근육 강화에 도움이 된다.
허리가 튼튼해지는 효과가 있다.

주

이 동작에서는 수건을 단단하게 말아 수건의 탄성을 견고하게 하는 것이 효과적이다. 이 운동은 탄력 있는 가슴을 만드는데도 도움이 된다.

07 한쪽 다리 내리기

⑴ 바로 누워서 양 팔은 손바닥을 바닥을 향하게 하여 몸 옆에 나란히 두고, 두 다리 모두 90도로 굽혀 들어 올린 자세에서 시작한다.

⑵ 숨을 내 쉬면서 복부에 힘을 주고, 한쪽 다리는 그대로 유지한 채 다른 한쪽 다리만 천천히 아래로 내려 발끝으로 바닥을 터치하고는 숨을 들이 쉬면서 시작 자세로 되돌아 온다.

⑶ 좌우 교대로 10회씩, 2세트 반복 시행한다.

* 복부에 힘을 주어 골반이 바닥에 견고하게 안정화시켜 다리를 내릴 때 허리가 바닥에서 뜨지 않도록 한다.

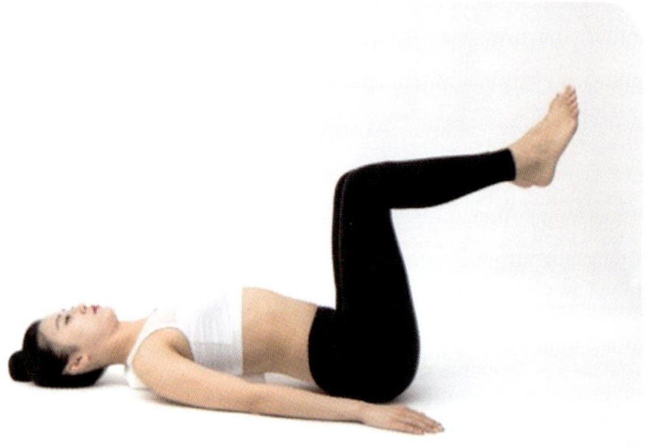

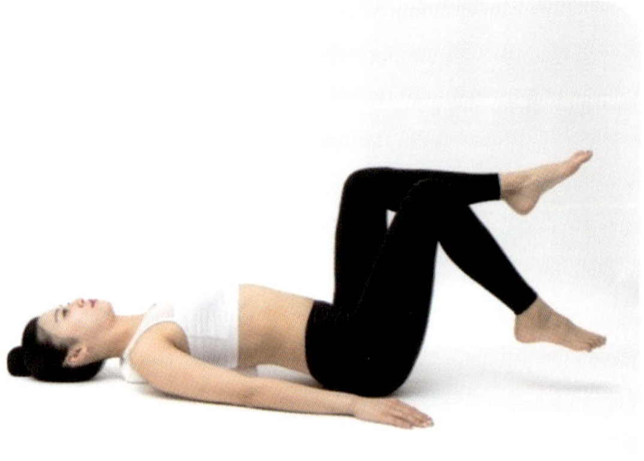

효과

하복근 및 코어근육 강화 운동과 동시에 굽은 등 교정 및 균형감각 증진에도 도움이 된다. 허리가 튼튼해지는 효과가 있다.

주

아래로 내리는 다리는 90도 굽힌 상태를 유지하여야 하고 복횡근도 수축된 상태가 유지되어야 한다.

무릎이 펴질수록 허리에 강한 힘이 가해져 부담이 될 수 있다

08 내전근 강화 운동

(1) 두 다리를 굽히고, 의자에 앉거나 바로 누운 자세에서, 양 무릎 사이에 베개나 수건을 말아 끼워 놓는다.

(2) 양 무릎에 힘을 주어 베개에 압박을 가한 상태에서 10초간을 유지한 후 이완한다.

(3) 10회 반복 시행한다.

* 다리는 어깨 너비보다 더 넓게 벌리지 않도록 한다.

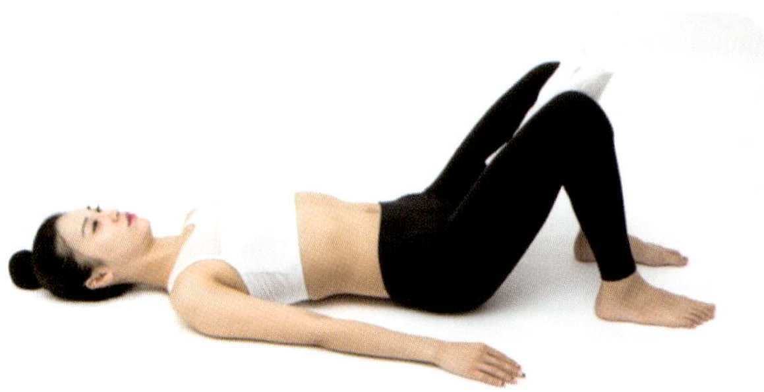

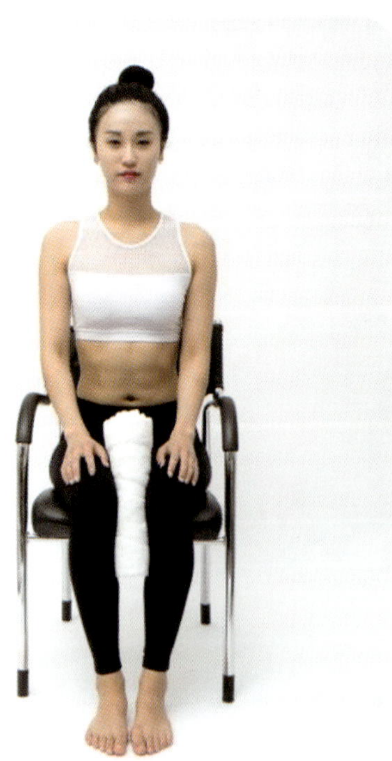

효과

이 운동은 다리를 내전시키는 근육을 강화시키는 운동이면서 동시에 무릎과 고관절을 지지해 주는데도 많은 도움이 된다. X형 다리 교정에도 효과가 있다.

주

베개나 수건의 두께나 강도 그리고 다리의 각도를 바꿔 가면서 시도하면 더 좋은 효과를 얻을 수 있다.

09 외전근 강화 운동

(1) 두 다리를 굽히고 의자에 앉아 다리를 약간 모은 상태에서 양 허벅지 바깥 아래 부위에 베개나 수건을 말아서 끼워 놓는다.

(2) 양 허벅지에 바깥으로 미는 힘을 주어 수건에 압박을 가한 상태에서 10초간을 유지한 후 이완한다.

(3) 10회 반복 시행한다.

* 다리는 완전히 부친 상태가 아니라 약간 벌린 상태에서 시작하는 것이 좋다.

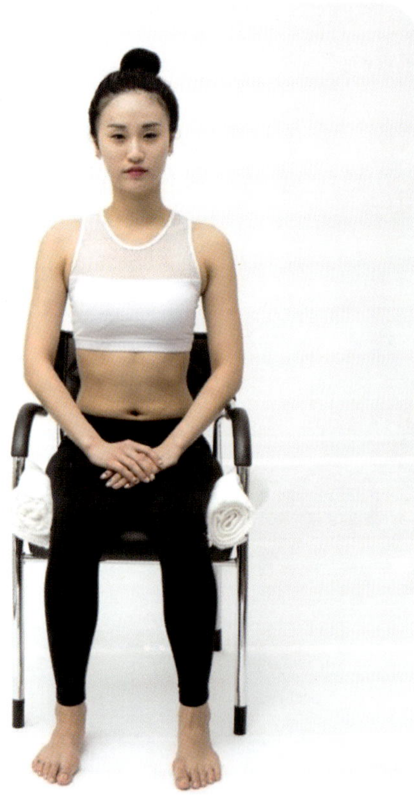

효과

이 운동은 다리를 외전시키는 근육을 강화시키는 운동이면서 동시에 무릎과 고관절을 지지해 주는데도 많은 도움이 된다. O형 다리 교정에도 효과가 있다.

주

베개나 수건의 두께나 강도 그리고 다리의 각도를 바꿔 가면서 시도하면 더 좋은 효과를 얻을 수 있다.

10 대둔근 강화 운동

(1) 엎드려 누워 다리를 어깨너비 보다 넓게 벌리고 무릎을 굽혀 두 발 사이에 수건을 말아 넣어 유지시킨 자세에서 시작한다.

(2) 두 발로 수건을 꽉 눌러 압박을 가한 상태에서 두 다리를 동시에 바닥에서 들어 올린 다음 10초간 유지한 후 제자리로 내려 놓는다.

(3) 10회 반복 시행한다.

* 두 다리를 들어 올릴 때 상체가 흔들리지 않도록 주의하며, 주로 엉덩이 근육을 사용하여야 하고 허리 근육을 과다하게 작용하지 않도록 하는 것이 중요하다.

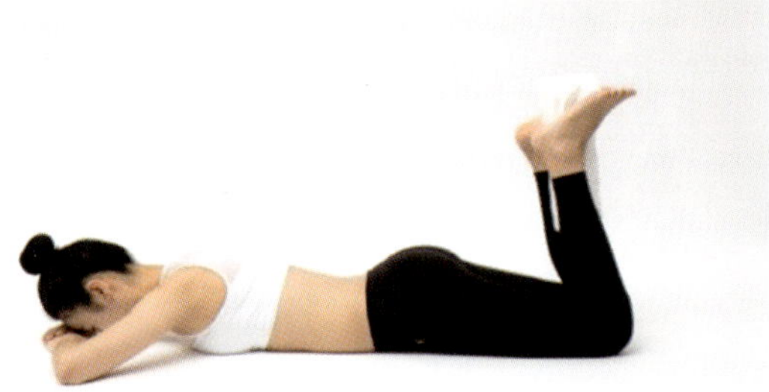

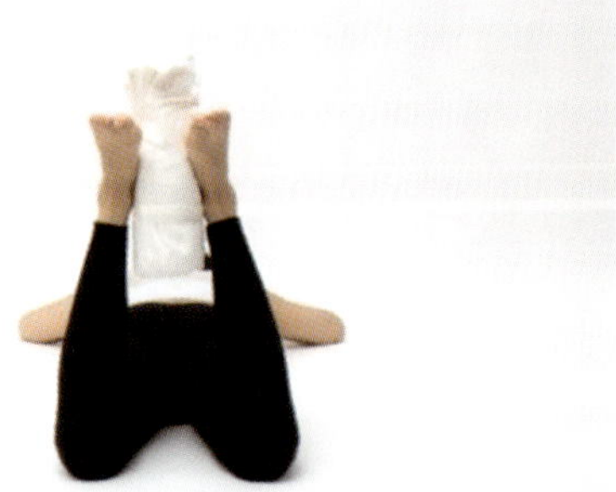

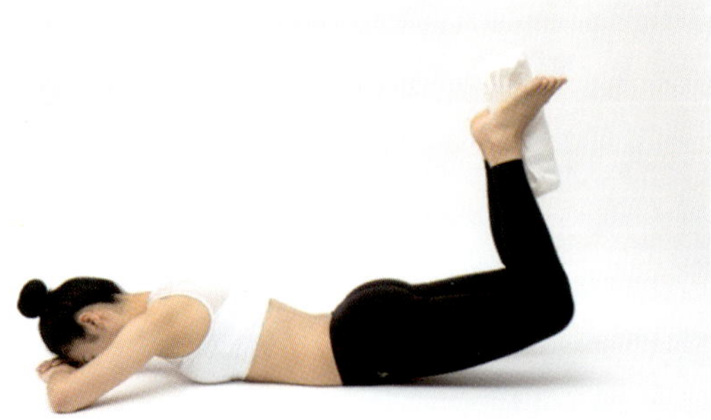

효과

두 발 사이에 수건을 끼워 넣고 운동을 할 때에 대둔근 강화의 효과가 훨씬 더 강하게 나타난다. 등 근육 불균형 해소에 많은 도움이 된다.

주

처음 시작할 때에는 수건 없이 진행하도록 하고, 수건의 두께도 점차적으로 증가시켜 나가도록 한다. 이 자세가 햄스트링을 작동시키지 않고 대둔근을 강화시킬 수 있는 좋은 방법이다.

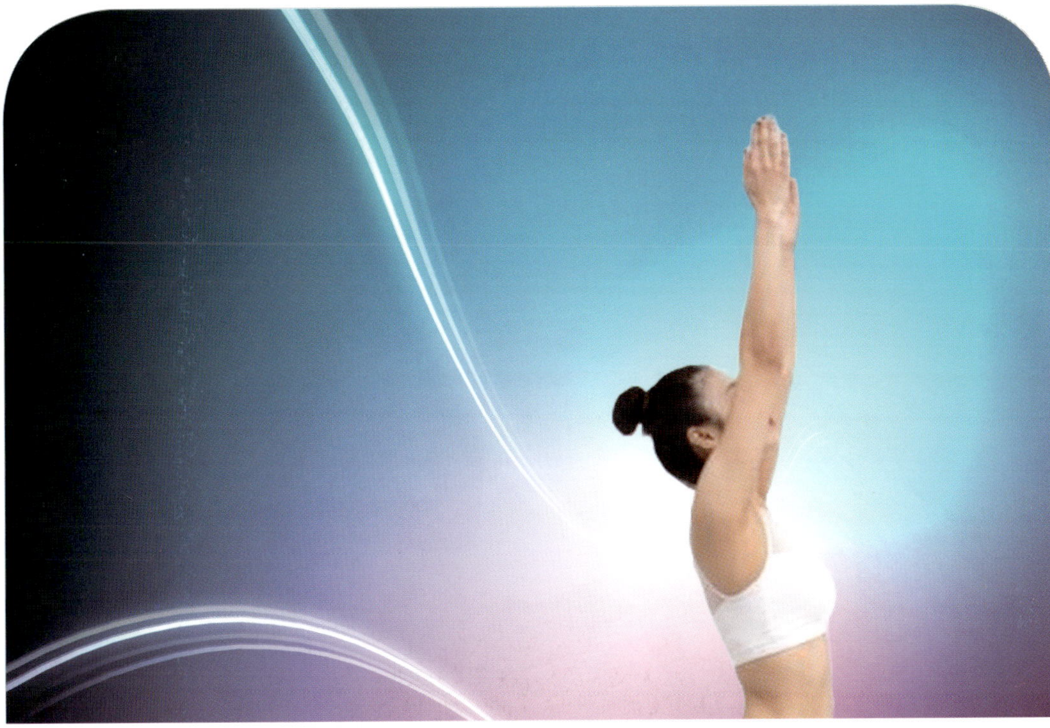

PART **2**

수건(베개)을 이용한 운동법

(3) 수건(베개)을 이용한 균형 잡힌 몸매 교정 운동법

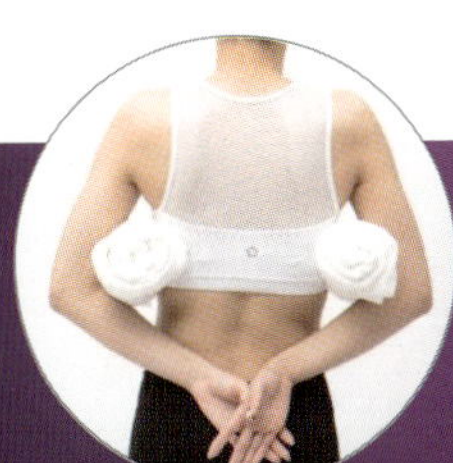

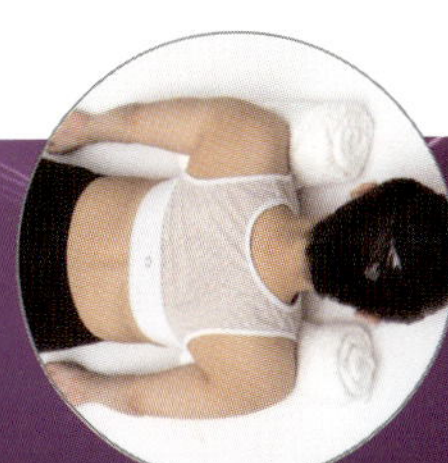

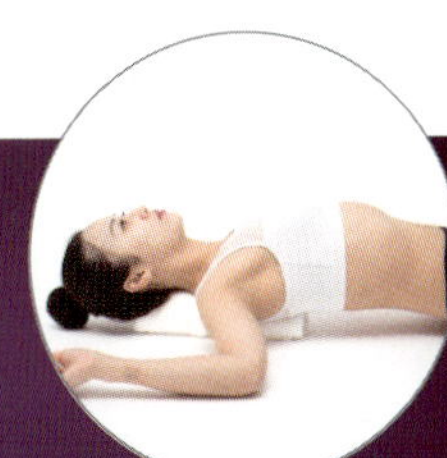

01 볼륨 있는 가슴 만들기 1

(1) 앉거나 바로 선 자세에서 수건 두 개를 말아 양쪽 겨드랑이 사이에 한 개씩 끼워 두고 두 손은 허리 뒤에서 서로 맞잡은 상태로 둔다.

(2) 두 손을 서로 잡아 당겨 수건에 압박을 가한 상태에서 10초간 유지한 다음 이완시킨다.

(3) 10회 반복 시행한다.

* 양 손을 당기는 힘이 균등해야 한다.

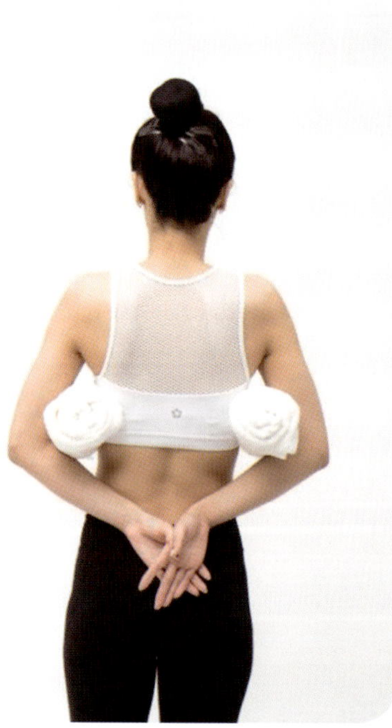

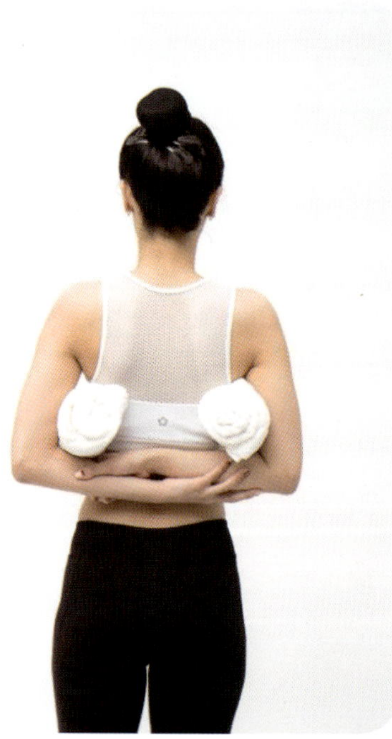

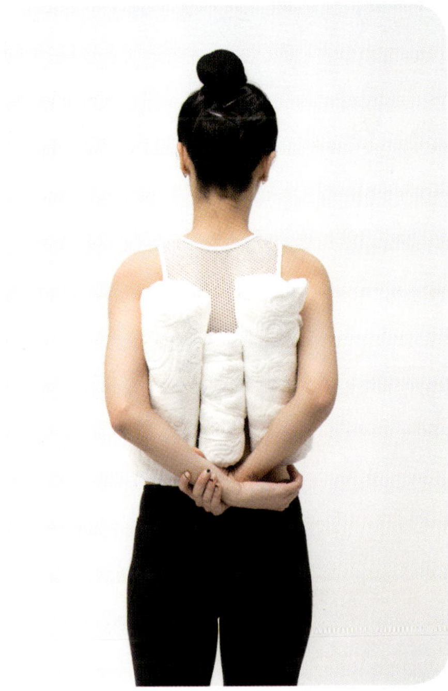

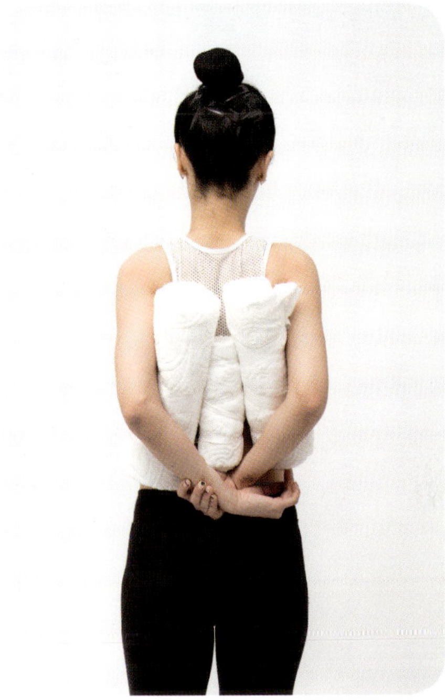

효과

구부정한 등을 교정함과 동시에 볼륨 있는 가슴을 만드는 효과가 있다. 호흡 개선 효과도 있다.

주

한쪽씩 운동을 해도 무방하다. 처음에는 수건의 굵기를 가늘게 해서 시작하도록 한다.

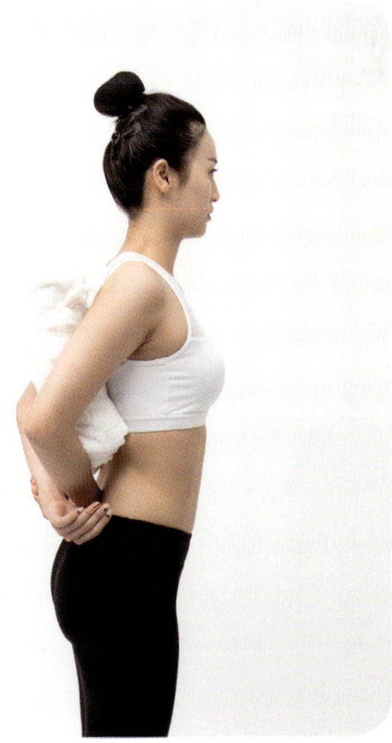

02 볼륨 있는 가슴 만들기 2

⑴ 수 건 두 개를 말아 양 어깨 밑에 받쳐 두고 엎드려 누운 자세에서 시작한다.

⑵ 양 어깨로 수건을 바닥으로 누르면서 양 어깨의 견갑골이 서로 가까워지도록 어깨 사이의 근육을 최대한 수축시킨 다음 10초간 유지한 후 이완시킨다.

⑶ 10회 반복 시행한다.

* 이 동작에서 가슴을 앞으로 내 밀지 않도록 주의한다.

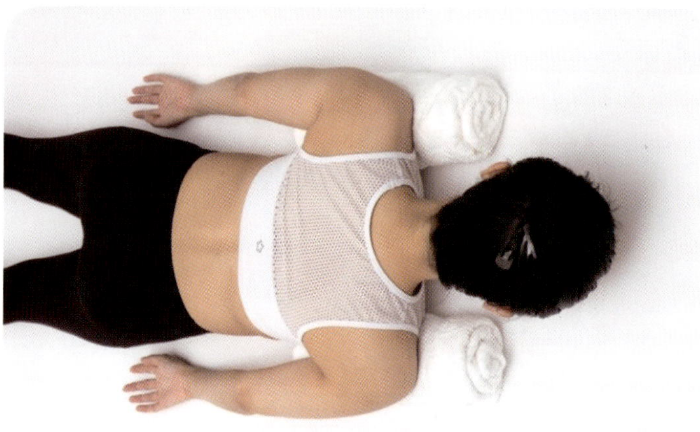

효과

견갑골과 등의 상부 부위를 지지해 주는 능형근을 강화시켜 줌으로서 어깨가 견고하게 안착되면서 목의 안정성을 가져다 준다. 호흡 개선 효과도 있다.

주

양 어깨 사이의 근육을 수축시켜 두 견갑골을 최대한 가까워지도록 하는데 집중해야 한다.

03 바른 가슴 만들기 3

⑴ 수건 두 개를 말아 양 어깨 밑에 받쳐 두고 바로 누운 자세에서 시작한다.

⑵ 양 어깨로 수건을 바닥으로 누르면서 양 팔을 외회전 시키면서 양 어깨의 뒤쪽 견갑골이 서로 가까워지도록 어깨 사이의 근육을 최대한 수축시킨 다음 10초간 유지한 후 이완시킨다.

⑶ 10회 반복 시행한다.

* 이 동작에서 가슴을 앞으로 내 밀지 않도록 주의한다.

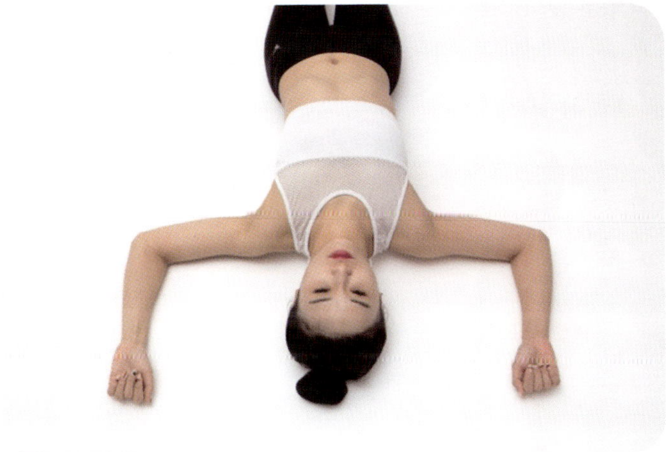

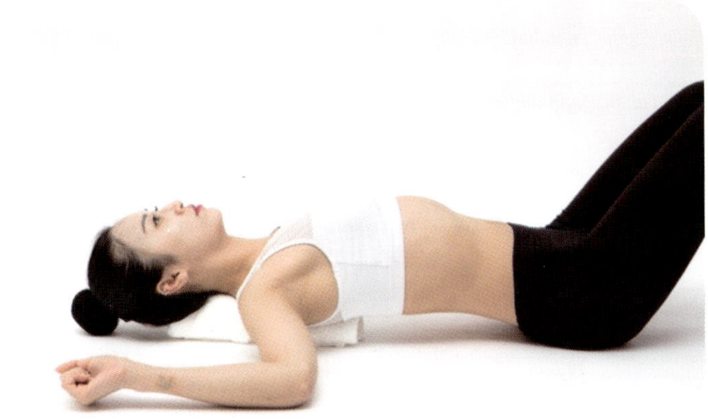

효과

견갑골과 등의 상부 부위를 지지해 주는 능형근을 강화시켜 줌으로서 어깨가 견고하게 안착되면서 목의 안정성을 가져다 준다. 구부정한 등 자세를 교정하는 동시에 호흡을 개선시키는 효과도 있다.

주

팔을 외회전시킬 때, 양 어깨 사이의 근육을 수축시켜 두 견갑골을 최대한 가까워지도록 하는데 집중해야 한다.

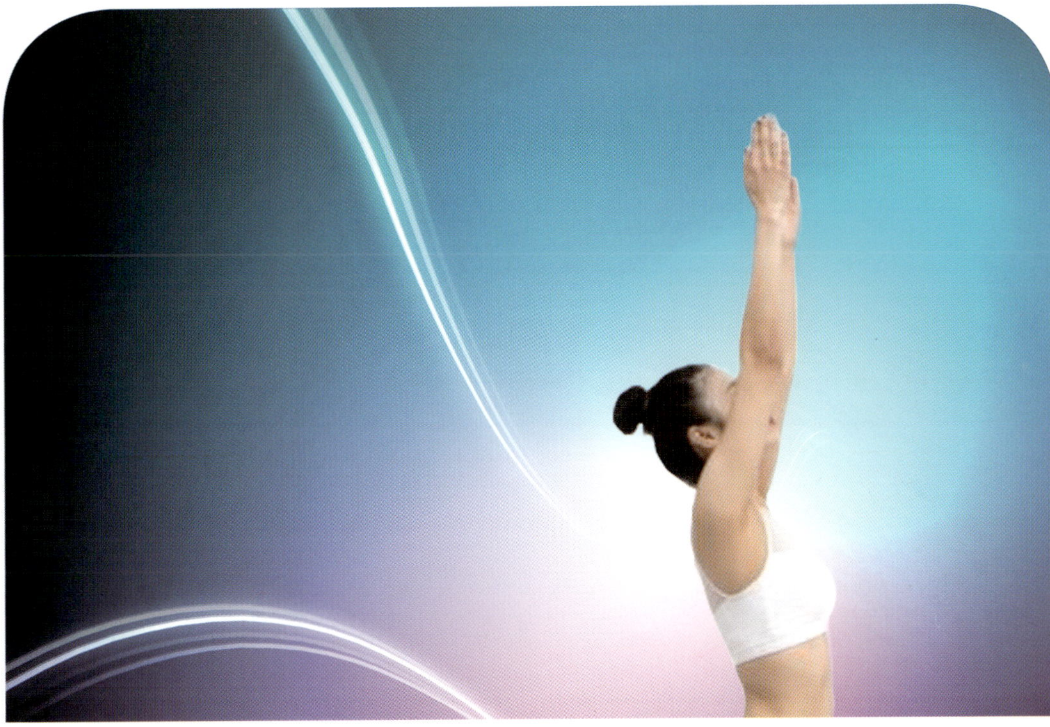

PART **2**

수건(베개)을 이용한 운동법

(4) 수건(베개)을 이용한 척추 교정 운동법

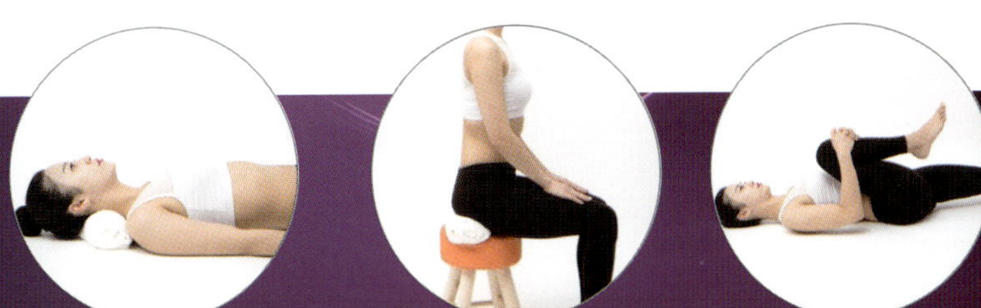

01 목 커브 교정

- 목이 거북 목일 경우, 경추는 커브가 감소하여 일자로 되어 있을 가능성이 매우 크다. 이러한 경우에 그 커브를 형성시킬 방법으로 앞에서 기술한 바와 같이 머리를 뒤로 젖히거나 목 근육을 강화시키는 운동도 있지만 도구를 사용할 수 있는 방법으로 둥근 베개를 활용해 볼 수 있다.
- 베개는 목의 커브를 형성시켜 줄 수 있는 형태를 가진 것이 좋고, 베개를 목 아래에 받쳐 두고 머리가 뒤로 약간 쳐지는 상태가 가장 좋다.
- 여기서 주의 할 점은 머리가 뒤로 너무 과다하게 많이 젖혀지지 않도록 하는 것이며, 뒤로 젖혀진 상태에서 바닥에 닿지 않고 공중에 떠 있는 상태는 옳지 않은 방법이다. 옆으로 누울 때는 베개의 높이가 어깨 높이로 맞추는 것이 가장 적절하다.
- 무엇 보다 중요한 점은 거북 목은 그 일차적인 원인이 목이 아니라 구부정한 어깨에 있으니, 베개는 보조적인 수단으로 여기고 자세 교정 운동에 더 많은 신경을 기울여야 한다

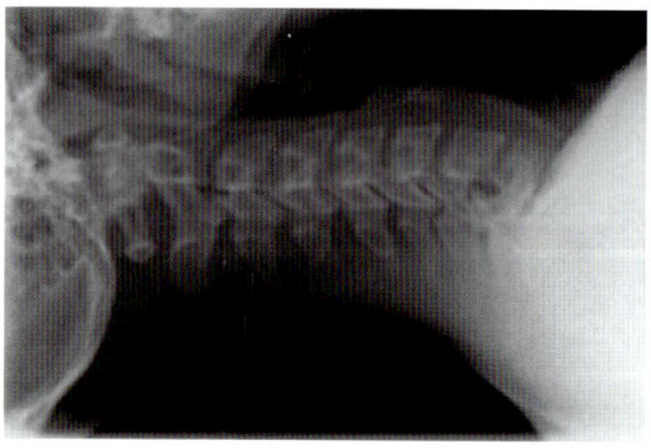

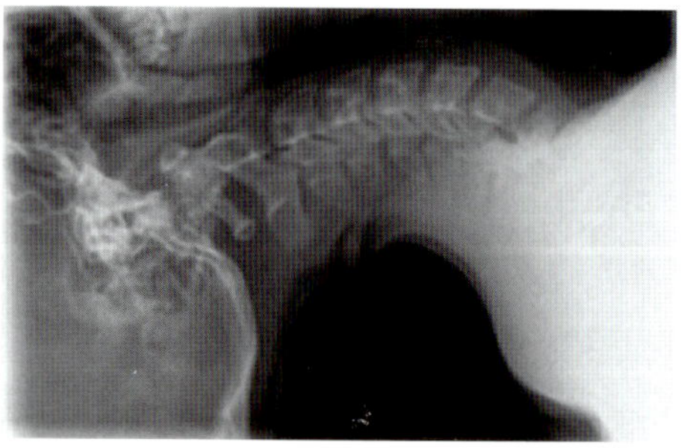

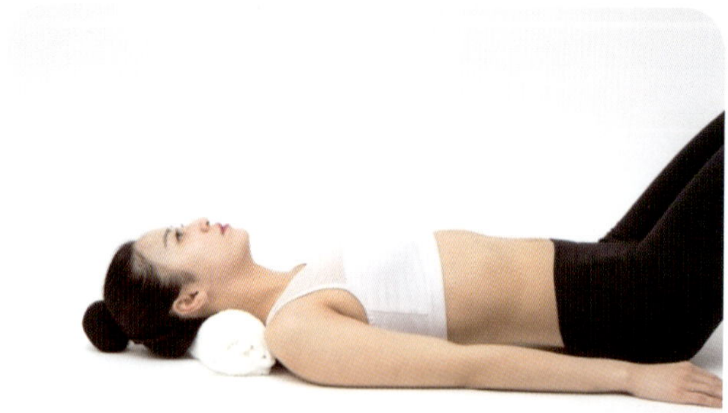

02 허리 커브 교정

- 특히 등받이가 없는 의자에 앉을 때는 자세에 문제가 더 쉽게 발생하게 되는데, 이 경우에는 자세 정렬에 좀 더 신경을 써야 한다.
- 일반적으로 의자에 앉는 골반을 앞으로 당겨 허리에 만곡을 유지하도록 하며, 턱은 뒤로 가볍게 당겨 머리가 척추와 수직을 이루도록 자세를 잡는다.
- 골반 밑에 수건을 말아 받쳐 두고 앉으면 골반이 앞으로 기울어지면서 허리의 만곡이 저절로 형성되고, 상체가 곧 바르게 펴지게 되어 허리의 피로감도 그만큼 줄어든다.

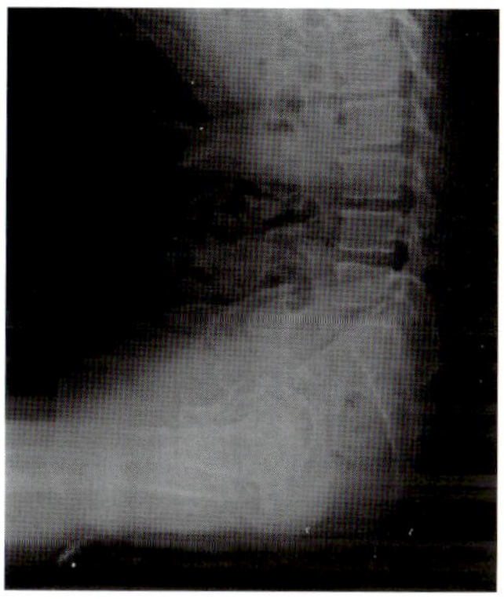
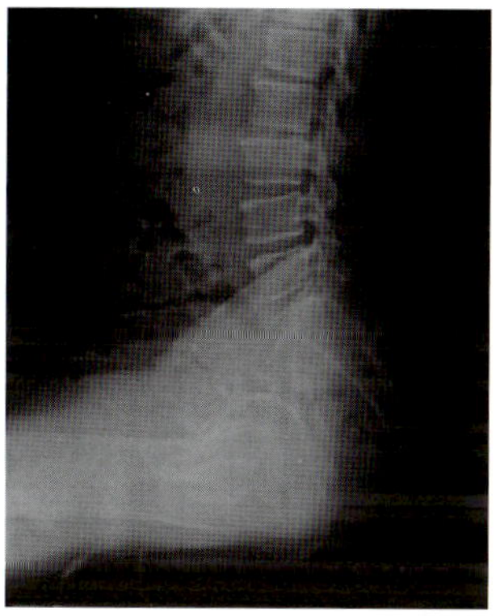

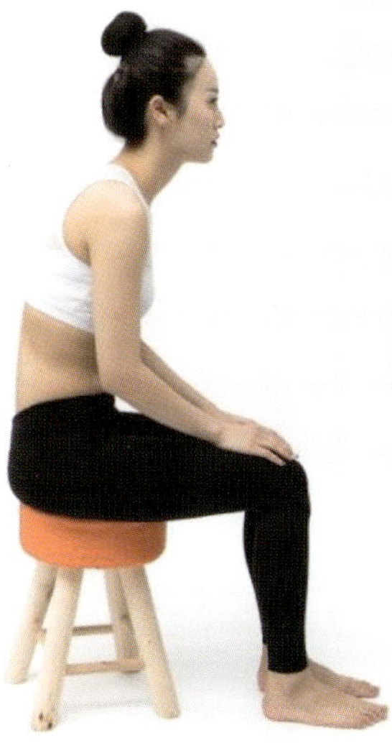
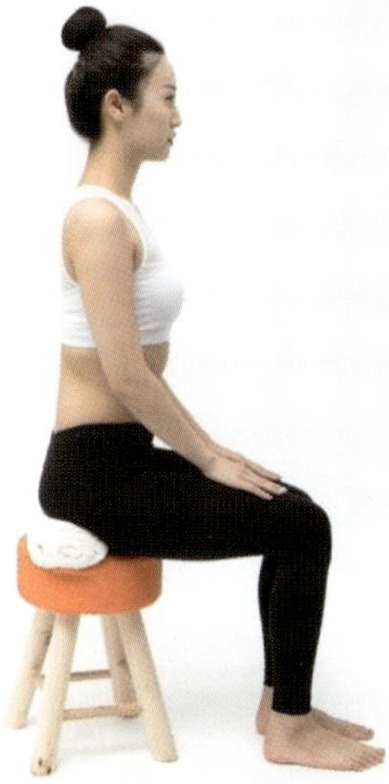

03 후방 회전된 골반 교정 : 다리 짧은 쪽

- 대상자는 엎드려 누워 있고, 시술자는 반대편에서 한쪽 다리를 들어 올리면서 골반의 후상장골극을 손바닥으로 바닥을 향해 누른다.
- 바닥에 엎드려 누워 발목을 잡아 당기면서 혼자 스스로 할 수 있다. 이 때 앞 허벅지 밑에 쿠션을 받쳐두면 더 쉽게 할 수 있다.

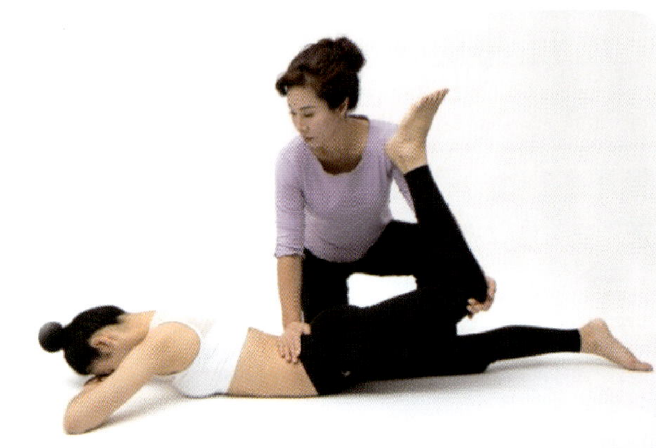

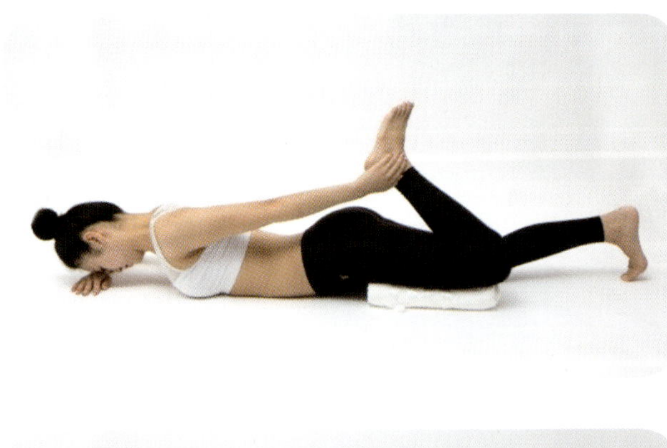

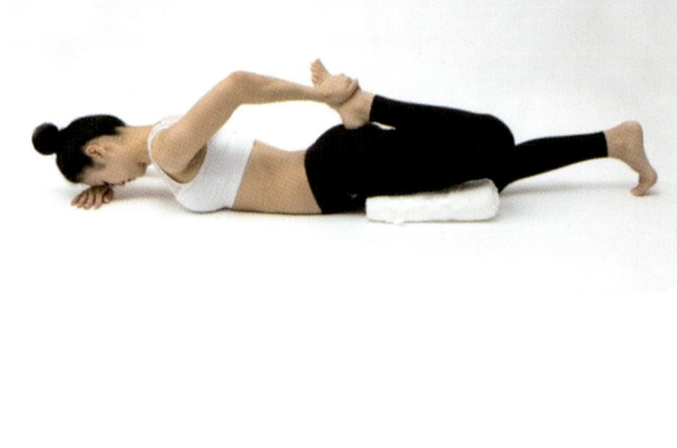

04 전방 회전된 골반 교정 : 다리 긴 쪽

- 대상자는 바로 누워 있고, 시술자는 같은 쪽에서 한쪽 다리를 굽혀 가슴으로 밀고, 다른 한 손으로는 반대편 허벅지를 누른다.
- 바닥에 바로 누워 무릎을 잡아 가슴으로 당기면서 혼자 스스로 할 수 있다.

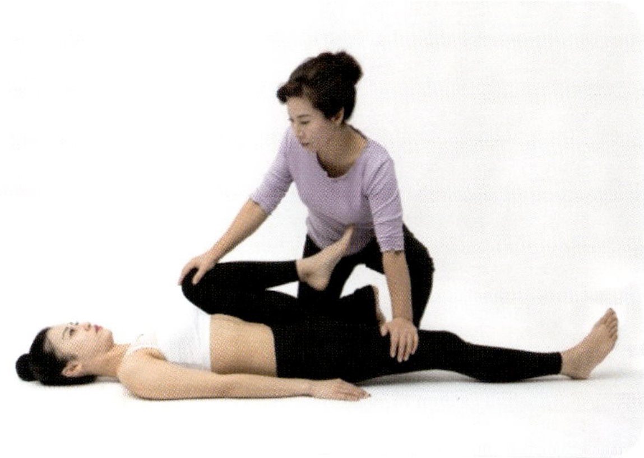

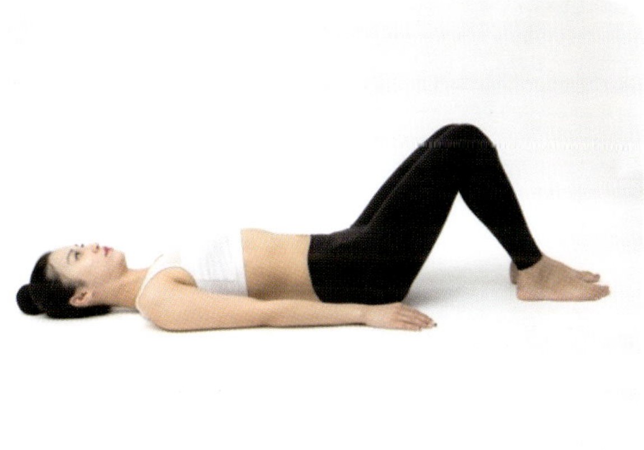

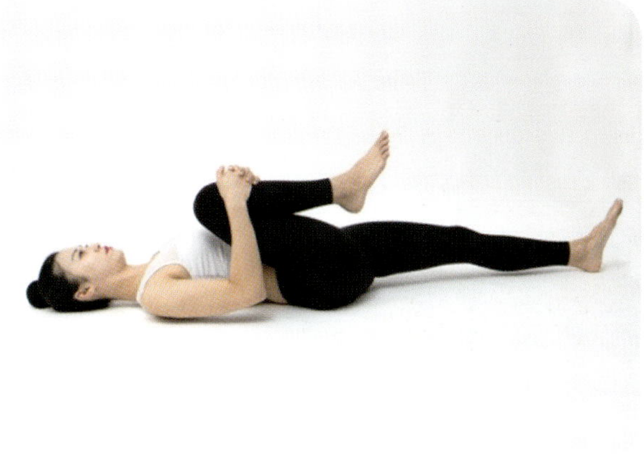

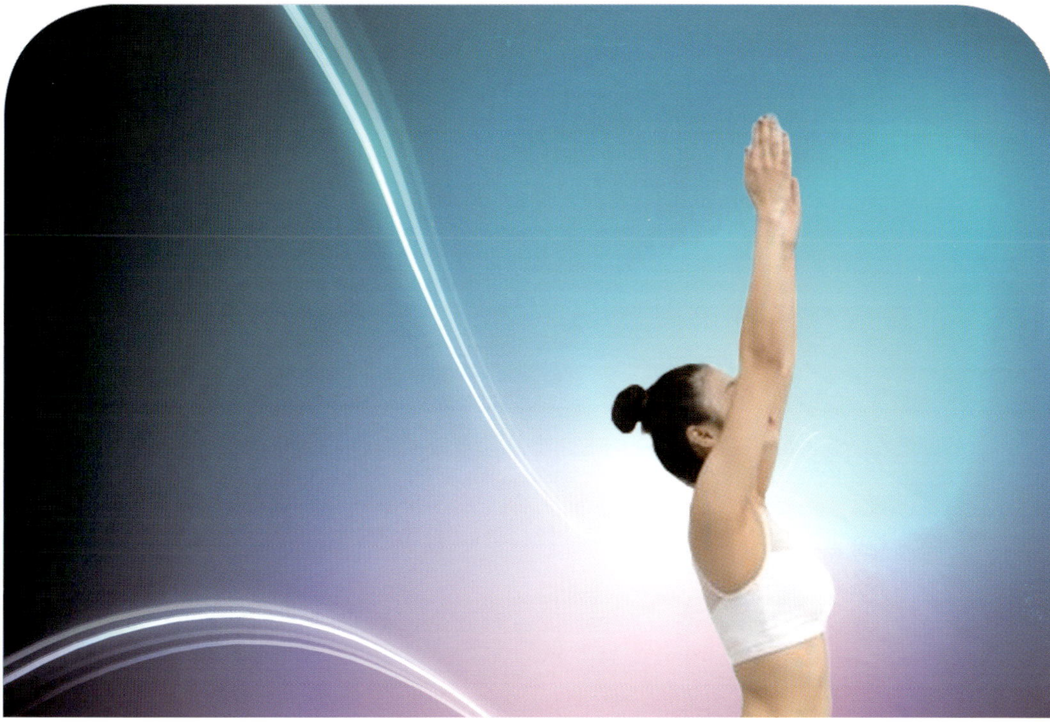

PART 3

테니스 공을 이용한 근육 스트레칭 및 이완 운동법

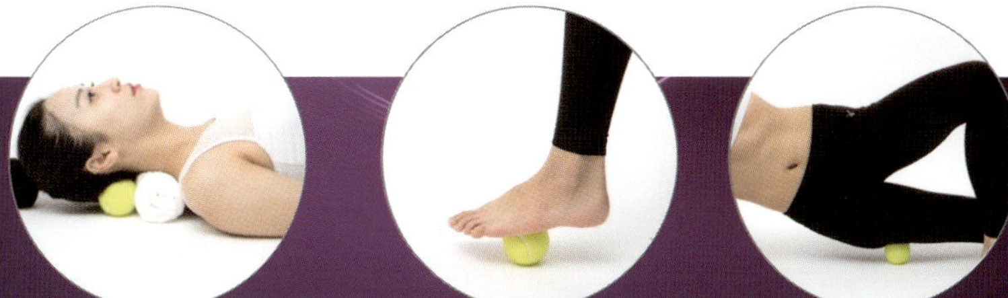

01 목 근육 스트레칭 1

⑴ 바로 누워 테니스 공 2개를 붙여 후두골 바로 아래 부위에 받쳐 둔다.

⑵ 머리에 힘을 주어 테니스 공을 누르지 않고, 머리 무게만의 압력을 유지하면서 1-5분간 지속한다.

* 간헐적으로 머리를 공 위에서 좌우로 움직여 주는 것도 좋은 방법이 될 수 있다.
* 머리로 테니스 공을 세게 누르면 두통이 더 악화되는 경향이 있으니 주의하도록 한다. 목 밑에 수건을 말아 두면 좀 더 편할 수 있다.

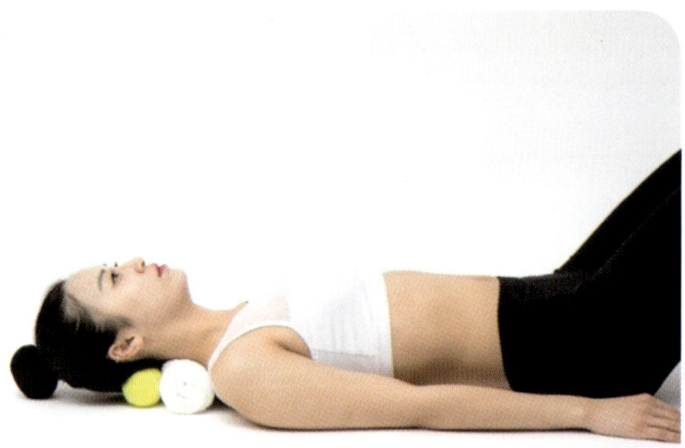

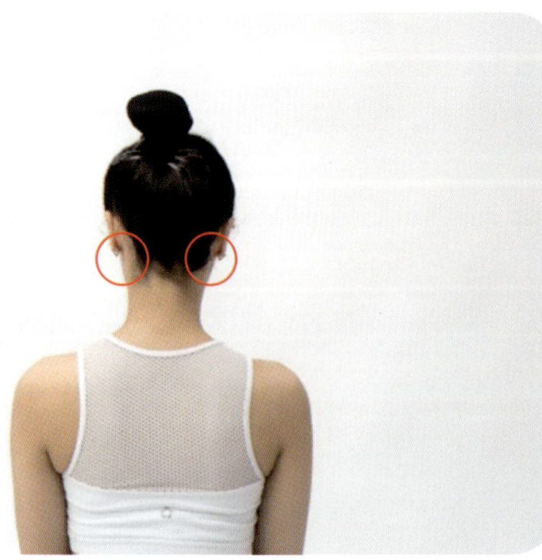

효과

이 부위(앞 사진에서 흰색 원)는 후두하근이 부착해 있는 곳으로서 이 근육을 이완시켜 주면 두통이 완화되는 효과가 있다.

주

이 부위는 머리 뒷부분을 만져 내려 오다 보면, 머리 뼈가 끝나고 목 근육이 시작되는 부분으로서 목과 머리의 접합 부위가 되는 곳이다.

02 목 근육 스트레칭 2

(1) 대상자는 바닥에 바로 누운 자세를 취하고, 시술자는 머리맡에 앉은 자세를 취한다.

(2) 두 손의 손바닥을 위로 한 채 엄지를 제외한 나머지 여덟 개의 손가락을 90도로 굴곡시키고, 그 끝 부분을 나란히 하여 후두골 기저부의 후두하근 부위에 접촉시켜 놓고 1–5분간 유지한다.

(3) 손가락으로 후두하근에 압박을 가하지 않고, 대상자의 머리 무게에만 의존한 채 손가락 끝에서 이완이 느껴질 때까지 1–5분간 그대로 유지한다.

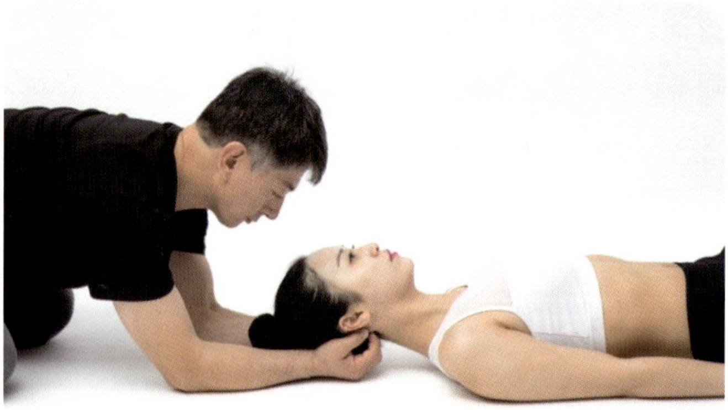

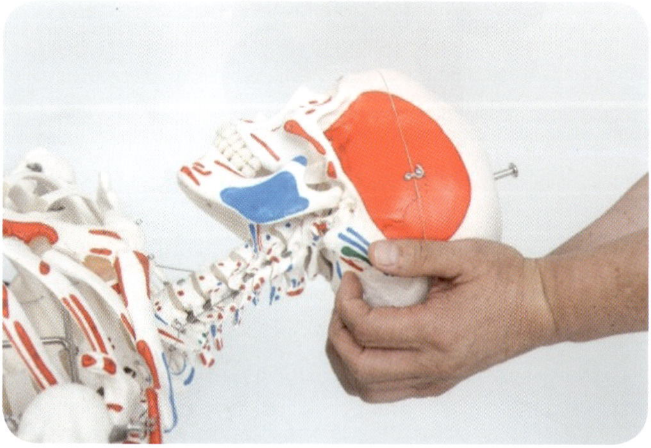

효과

이 부위는 후두하근이 부착해 있는 곳으로서 이 근육을 이완시켜 주면 두통이 완화되는 효과가 있다.

주

이완이 일어나면 환자의 머리가 뒤로 쳐지는 현상이 나타난다. 테니스 공을 받쳐 두는 것과 같은 효과를 거둘 수 있다.

03 엉덩이근육 스트레칭 : 중둔근

⑴ 테니스 공 1개를 한쪽 엉덩이 위 부위에 놓고, 무릎은 굽힌 상태에서 바로 누운 자세를 취한다.

⑵ 반대편 골반을 들어 올리면서 테니스 공 위를 옆으로 천천히 돌아 눕는 동작을 취한다.

⑶ 몸을 돌릴 때 골반과 함께 상체까지 균등하게 돌아가는 것이 좋다.

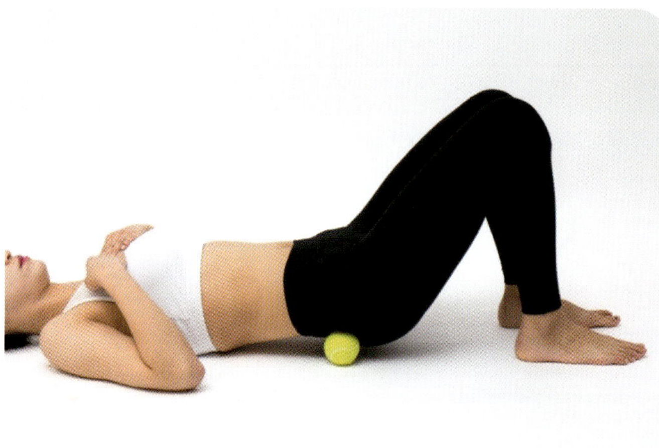

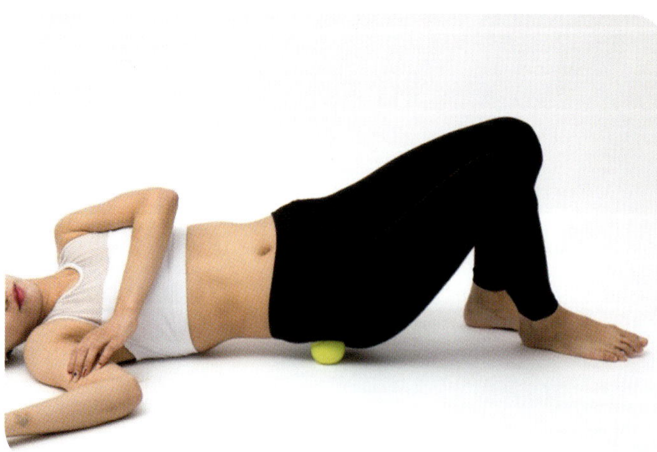

효과

테니스 공에 체중이 실리면서 엉덩이 근육 특히 중둔근이 눌려 압박과 함께 스트레칭이 되면서 고관절 움직임이 원활해 진다.

주

테니스 공이 닿는 신체 부위는 가벼운 복장이거나 맨 살이면 더욱 효과적이다.

04 엉덩이근육 스트레칭: 이상근

(1) 테니스 공 1개를 한쪽 엉덩이 가운데 놓고, 무릎은 굽혀 바로 누운 자세를 취한다.

(2) 반대편 다리는 펴고, 숨을 내 쉬면서 공을 누르고 있는 쪽의 다리를 굽힌 상태를 유지하면서 옆으로 벌렸다가 숨을 들이 쉬면서 제 자리로 오므린다.

(3) 좌우 교대로 10회씩, 2세트 반복 시행한다.

* 다리를 벌리고 오므릴 때 호흡과 함께 천천히 움직이도록 한다.

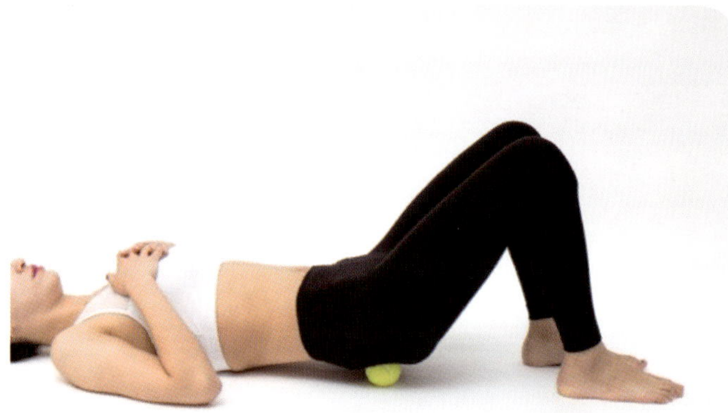

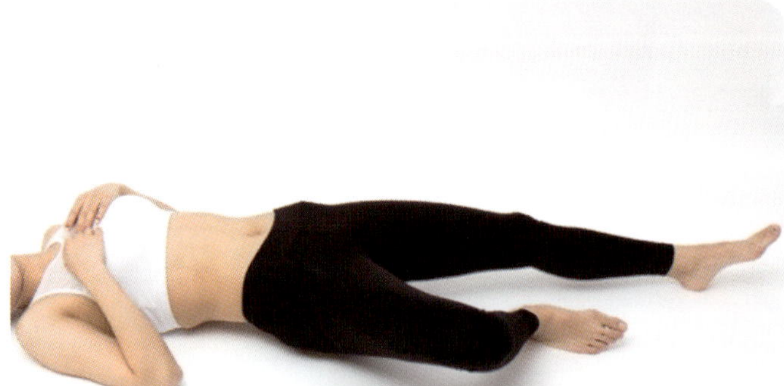

효과

테니스 공에 체중이 실리면서 엉덩이 근육 특히 이상근이 눌려 스트레칭이 되면서 고관절 움직임이 원활해 진다.

주

테니스 공이 닿는 신체 부위는 가벼운 복장이거나 맨 살이면 더욱 좋다.

05 손바닥 스트레칭

(1) 책상이나 바닥에 테니스 공 1개를 놓고, 그 위에 손을 얹어 놓은 자세에서 시작한다.

(2) 손바닥으로 공을 가볍게 누른 상태에서 전후 좌우 그리고 원을 그리면서 문지른다.

(3) 양 손을 교대로 1-3분간씩 반복 시행한다.

* 너무 세게 누르지 않도록 한다.

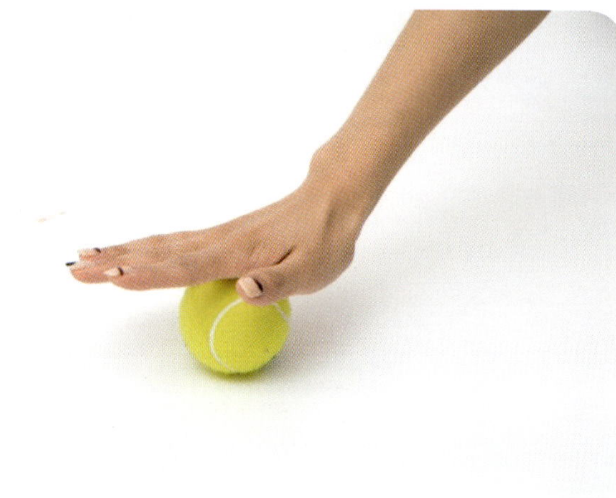

효과

손바닥의 근막이 이완되고 근육에 혈액 공급이 증가되면서 손목과 손가락 관절의 움직임이 원활해질 뿐만 아니라 악력도 증가하는 효과가 있다.

주

악력이 강하면 장수한다는 연구 결과가 있다(2011년 일본 후생노동성).

06 발바닥 스트레칭

⑴ 바닥에 테니스 공 1개를 놓고, 그 위에 발바닥을 얹어 놓고 의자에 앉은 자세에서 시작한다.

⑵ 발바닥으로 공을 가볍게 누른 상태에서 전후 좌우 그리고 원을 그리면서 문지른다. 양 발을 좌우 교대로 1분간씩 3세트 반복 시행한다.

* 너무 세게 누르지 않도록 한다.

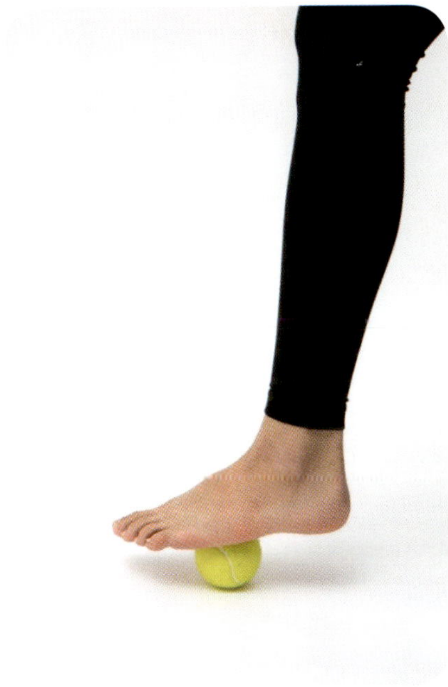

효과

발바닥의 근막이 이완되고, 근육에 혈액 공급이 증가되면서 발목과 발가락 관절의 움직임이 원활해 진다.

주

발바닥의 근막은 다리를 타고 올라와 등을 지나 머리까지 연결되어 있기 때문에 족저근막이 이완되면 이로 인해 몸 등쪽 전체의 근막까지 이완되는 효과가 있다.

07 슬와근막 이완

⑴ 한쪽 다리를 90도로 굽혀 놓고, 다른 쪽 다리를 편안하게 편 상태에서 무릎 뒤 오금 밑에 테니스 공 1개를 받쳐둔다.

⑵ 이 자세에서 1분간 유지해 있거나, 다리를 앞뒤 좌우 그리고 원을 그리며 천천히 움직여 주기도 한다.

⑶ 좌우 교대로 2세트 반복 시행한다.

* 노년층에서 특히 오금 부위에 통증이 심한 환자는 이 운동을 시행하기 전에 오금 부위 혈관 병증에 관한 검사를 받아 볼 필요가 있다.

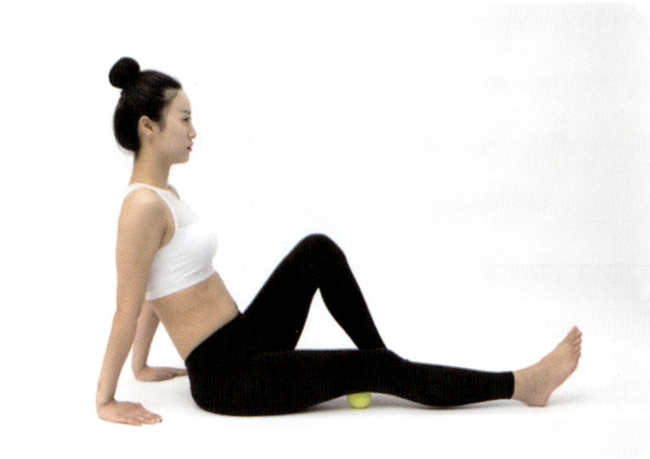

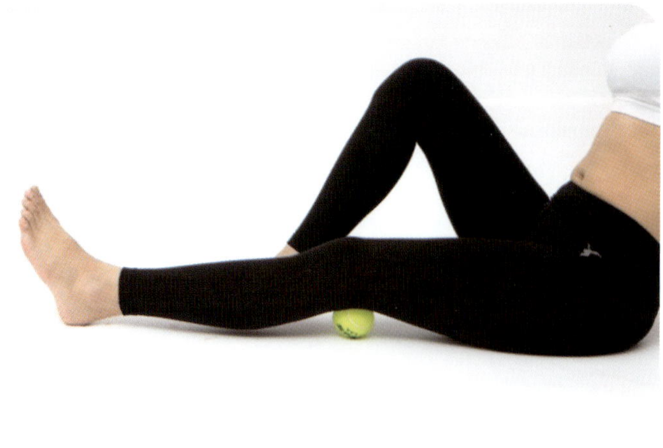

효과

무릎 뒤 근육과 근막이 이완되면서 무릎 관절의 가동성 증대에 많은 도움이 된다.

주

테니스 공 대신에 수건을 말아 받쳐 두고 시행해도 무방하다.

08 전방 허벅지 근육(대퇴사두근) 스트레칭

⑴ 팔꿈치로 바닥을 지지하면서 엎드려 누운 자세에서 전방 허벅지 밑에 테니스 공 1개 혹은 2개를 부쳐 받쳐 둔 상태에서 시작한다.

⑵ 두 팔에 힘을 주어 상체를 지지하면서 몸을 상하로 움직여 테니스 공 위에서 전방 허벅지 근육 전체가 압박을 받으면서 스트레칭이 되게 한다.

⑶ 좌우 교대로 1분간씩 2세트 반복 시행한다.

* 지지하는 팔로 바닥을 미는 힘을 계속 유지하여 어깨에 과도한 힘이 들어가지 않아야 하며, 몸에서 흔들림이 발생하지 않도록 한다. 어깨와 팔목에 통증이 있는 환자는 이 동작을 피하도록 한다.

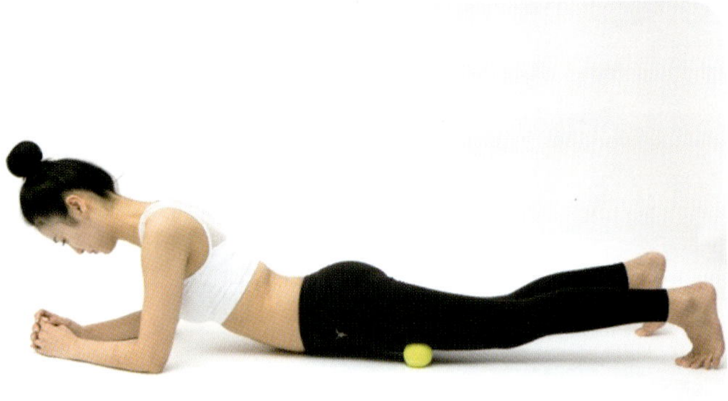

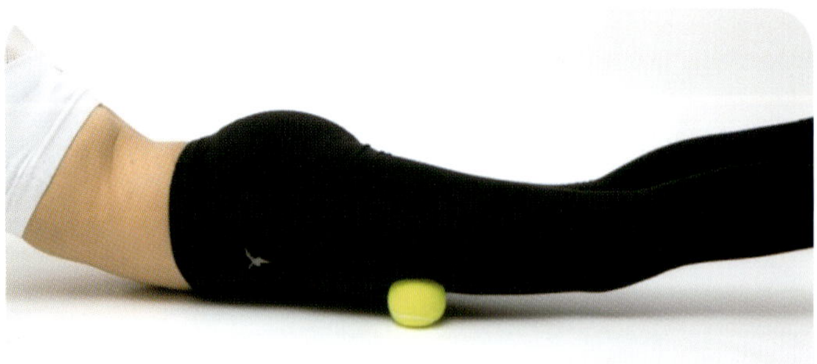

효과

허벅지 전방 부위의 근육이 이완되면서 다리와 골반의 움직임이 원활해 지고 허리도 편해진다.

주

4개의 테니스 공을 양쪽 허벅지에 2개씩 받쳐 두고, 두 다리를 동시에 스트레칭 시키면 더 간편하다.

09 후방 허벅지 근육(햄스트링) 스트레칭

(1) 팔꿈치로 바닥을 지지하면서 바로 누운 자세에서 후방 허벅지 밑에 테니스 공 1개 혹은 2개를 부쳐 받쳐 둔 상태에서 시작한다.

(2) 두 팔에 힘을 주어 상체를 지지하면서 몸을 상하로 움직여 테니스 공 위에서 후방 허벅지 근육 전체가 압박을 받으면서 스트레칭이 되게 한다. 좌우 교대로 같은 동작을 1분간씩 2세트 반복 시행한다.

* 지지하는 팔로 바닥을 미는 힘을 계속 유지하여 어깨에 과도한 힘이 들어가지 않아야 하며, 몸에서 흔들림이 발생하지 않도록 한다. 어깨와 팔목에 통증이 있는 환자는 이 동작을 피하도록 한다.

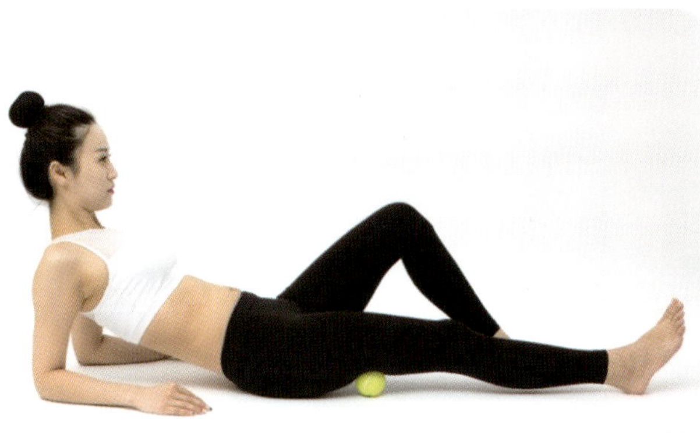

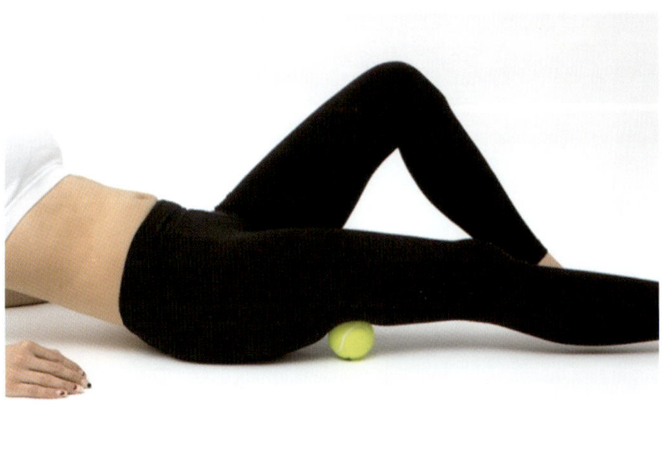

효과

허벅지 후방 부위의 근육이 이완되면서 다리와 골반의 움직임이 원활해 지고 허리도 편해진다.

주

4개의 테니스 공을 양쪽 허벅지에 2개씩 받쳐 두고 두 다리를 동시에 스트레칭 시키면 더 간편하다.

10 외측 허벅지 근육(대퇴근막 장근) 스트레칭

(1) 팔꿈치로 바닥을 지지하면서 옆으로 누운 자세에서, 아래쪽 다리는 펴서 허벅지 외측 부위에 테니스 공 1개 혹은 2개 부쳐 받쳐 놓고, 위쪽 다리는 90도로 굽혀 발을 아래 다리 무릎 앞에 두어 안정된 자세를 취한다.

(2) 팔에 힘을 주어 상체를 지지하면서 몸을 상하로 움직여 테니스 공 위에서 외측 허벅지 근육 전체가 압박을 받으면서 스트레칭이 되게 한다. 좌우 교대로 같은 동작을 1분간씩 2세트 반복 시행한다.

* 지지하는 팔로 바닥을 미는 힘을 계속 유지하여 어깨에 과도한 힘이 들어가지 않아야 하며, 몸에서 흔들림이 발생하지 않도록 한다. 어깨와 팔목에 통증이 있는 환자는 이 동작을 피하도록 한다.

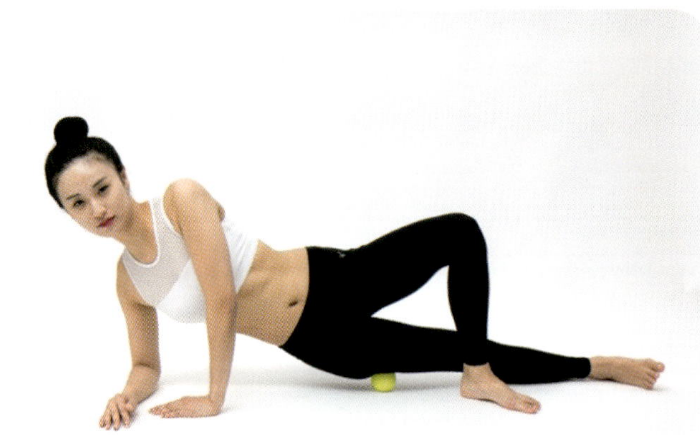

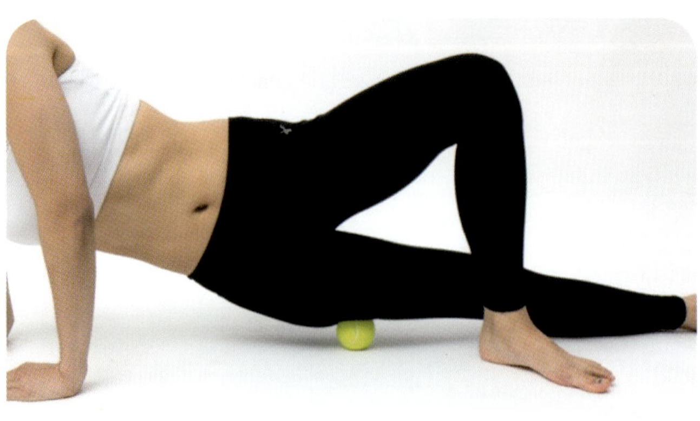

효과

허벅지 외측 부위의 근육이 이완되면서 다리와 골반의 움직임이 원활해 지고 무릎과 허리가 편해진다.

주

다른 한 팔로도 바닥을 지지하여 상체를 견고하게 안정화시키도록 한다.

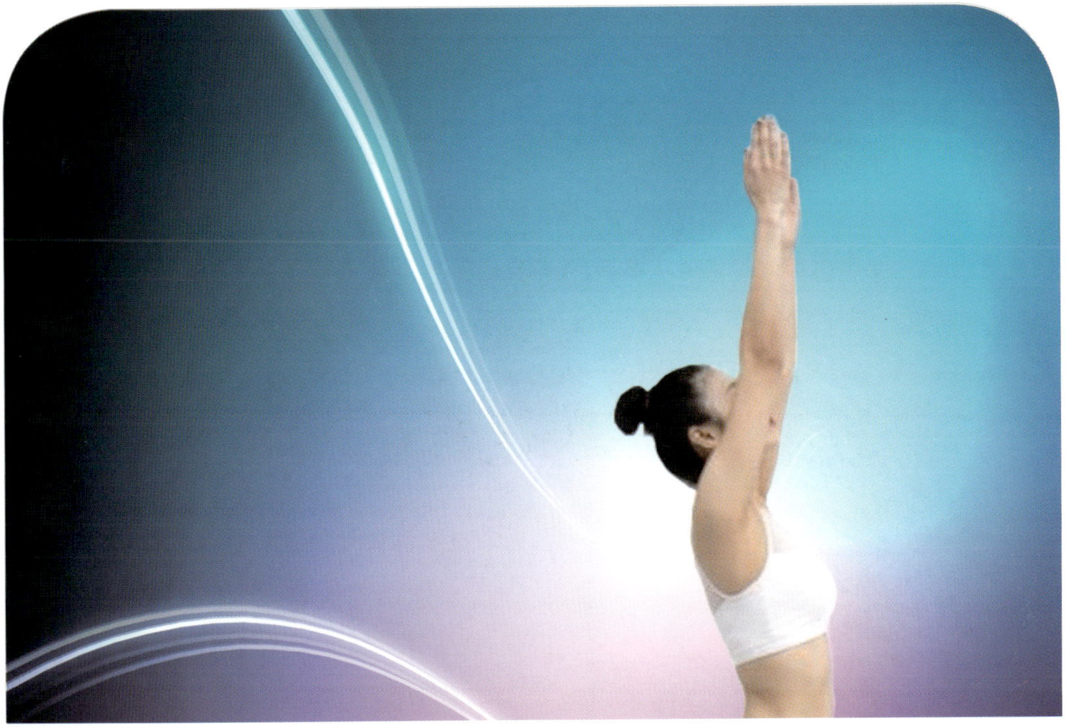

PART 4

자세 별 코어근육 강화 운동 프로그램

(1) 바로 누운 자세에서 하는 운동

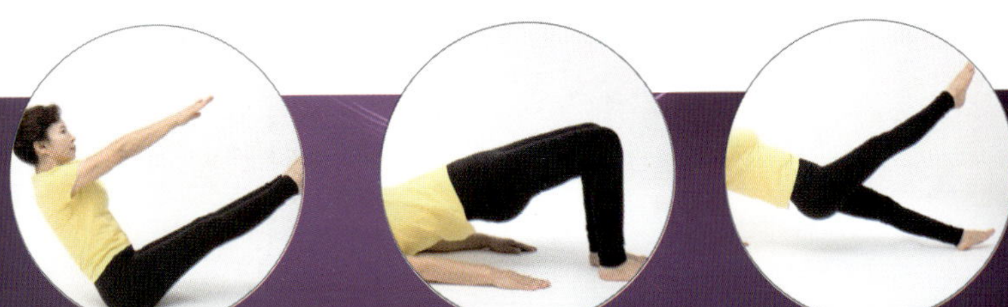

01 다리 슬라이딩 운동

⑴ 두 다리를 굽히고 허리는 바닥에 닿아 있는 상태로 바로 누운 자세를 취한다.

⑵ 한쪽 다리는 구부린 상태로 바닥에 대고 지지하면서 다른 한쪽 발뒤꿈치를 바닥에서 천천히 슬라이딩하며 뻗어준다.

⑶ 구부리고 있는 다리는 여전히 바닥에 지지한 채 움직이는 다리를 바닥에서 5cm 들고 무릎을 구부렸다 펴는 동작을 반복한다.

⑷ 구부리고 있는 다리를 바닥에서 5cm 정도 든 상태에서 다른 한쪽 발뒤꿈치를 바닥에 대고 슬라이딩 움직임을 한다.

⑸ 구부리고 있는 다리는 여전히 바닥에서 떨어뜨려 들고 있는 상태에서 마찬가지로 다른 한쪽 다리를 바닥에서 5cm 들고 굴곡과 신전을 반복한다.

⑹ 좌 우측 교대로 각 10회씩 2세트 반복 시행한다.

* 다리를 움직일 때 허리가 바닥에서 뜨지 않도록 한다.

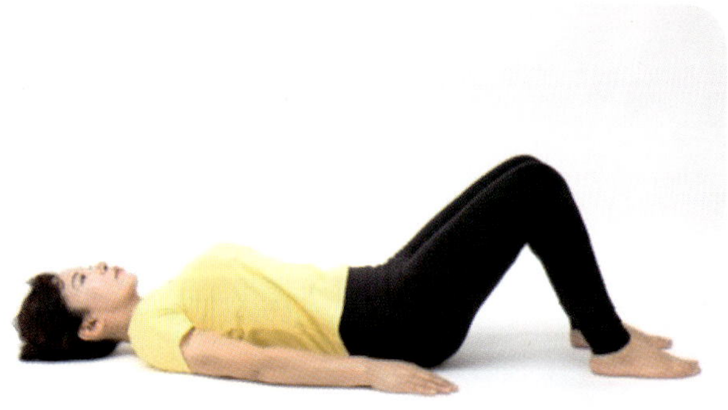

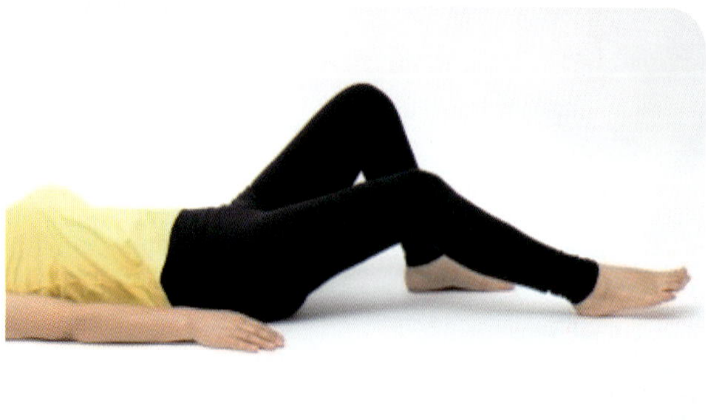

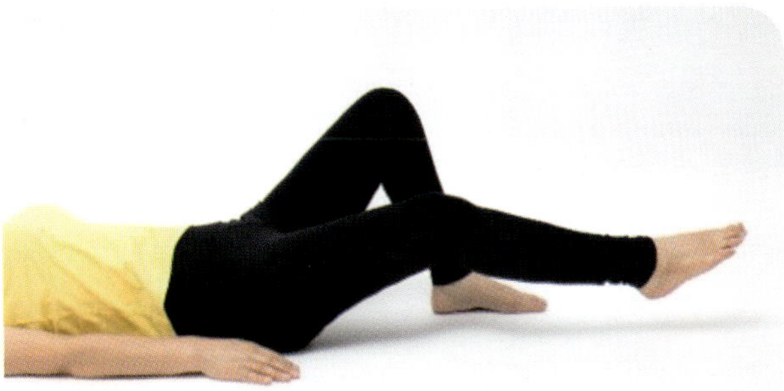

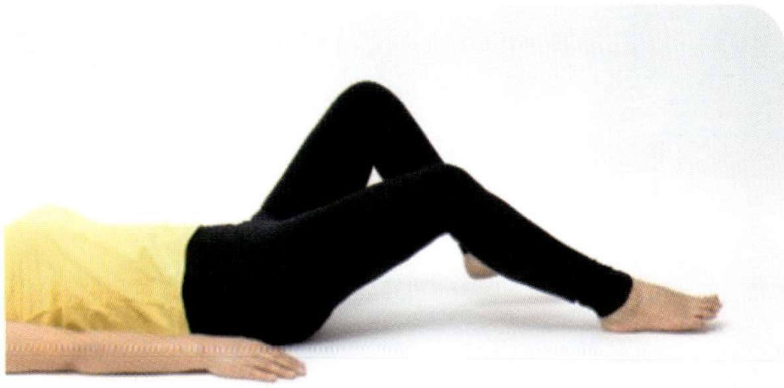

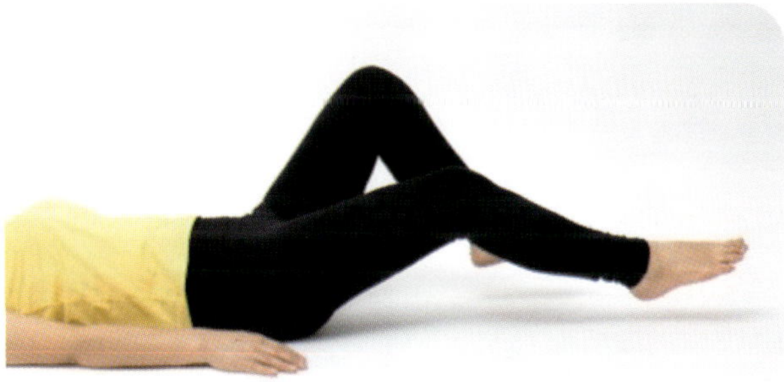

효과

복횡근(코어근육) 강화

주

매 단계별 동작마다 숨을 내 쉰 상태에서 배꼽을 가볍게 배속으로 잡아 당겨 복횡근을 수축시킨 상태가 유지되어야 한다.

02 골반저근 활성화

⑴ 두 무릎을 구부려 바로 누운 자세에서, 숨을 들이 쉬면서 허리가 바닥에서 약간 들리도록 골반을 앞으로 기울이고, 숨을 내 쉬면서 허리가 바닥에 닿도록 골반을 뒤로 기울인다.

⑵ 전후 각 10회씩, 2세트 반복 시행한다.

* 상체는 이완된 상태를 유지해야만 하며, 허리척추를 이용해 허리를 바닥으로 누르지 않도록 주의한다.

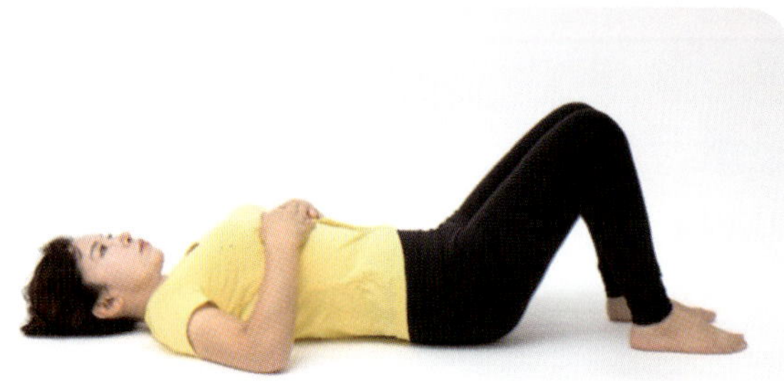

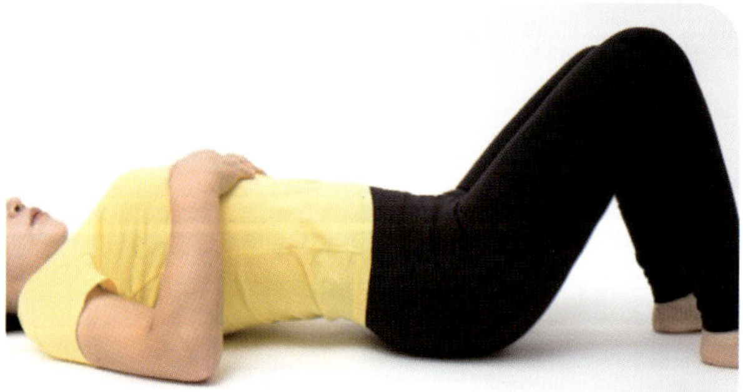

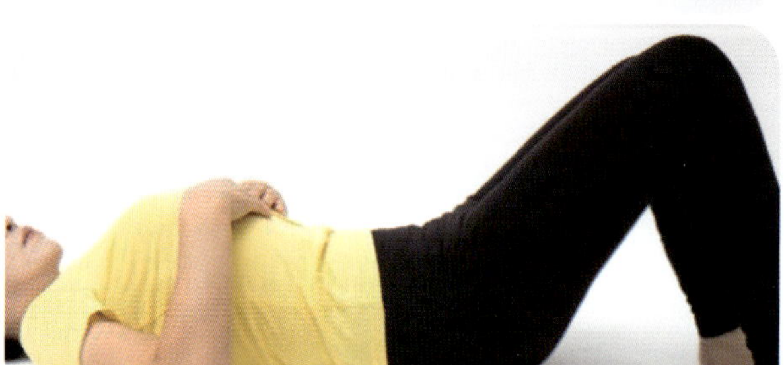

효과

골반을 지지하고 있는 근육을 강화시켜 줌으로서 허리가 강화됨과 동시에 요실금 개선에도 효과가 있다.

주

복부 깊숙한 곳에서 복근이 수축 활성화 되는 것을 느껴보도록 한다.

내쉬는 호흡에 복부를 수축시키며 엉덩이 근육에 힘을 주어 엉덩이가 약간 들리도록 해도 좋다. 두 손으로 동작 시행 중에 복부에 힘이 들어오는지 확인하도록 한다.

03 바로 누워 상체 들어 올리기

⑴ 두 다리를 굽히고, 양 팔을 두 무릎을 향해 뻗은 채 바로 누운 자세를 취한다.

⑵ 숨을 내 쉬면서 복부에 힘을 주고 양 팔이 무릎에 닿을 때까지 머리와 상체를 동시에 천천히 들어 올려 5초간 유지한 후 시작자세로 내린다.

⑶ 10회 시행하도록 하며, 2세트 반복 시행한다.

* 머리를 숙이지 않고, 머리와 목이 일체가 되어 상체의 어깨 부위까지만 약간 들어 올려야 한다.

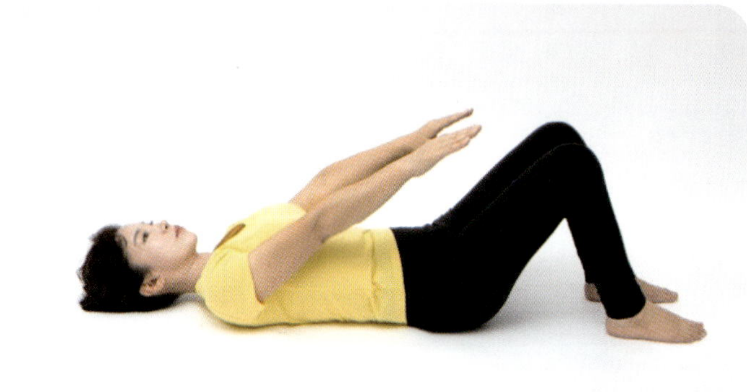

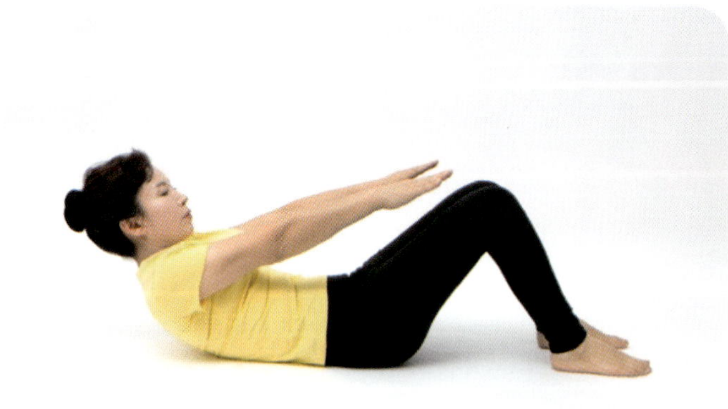

효과

복근이 강화되면서 허리가 튼튼해지는 효과가 있다.

주

복부 속 심부 복근을 활성화시켜 유지하도록 한다.

04 바로 누워 다리 들어 올리기

⑴ 한쪽 무릎을 구부리고 양 팔꿈치를 바닥에 댄 채 비스듬히 누운 자세에서, 굽힌 다리의 무릎을 펴면서 발을 천천히 위로 들어 올린다.

⑵ 5초간 유지한 후 제자리로 내려 놓는다. 좌우 교대로 10회씩 2세트 반복 시행한다.

* 양 팔꿈치를 바닥에 견고하게 대어 다리를 들어 올릴 때에 상체가 흔들리지 않도록 주의한다.

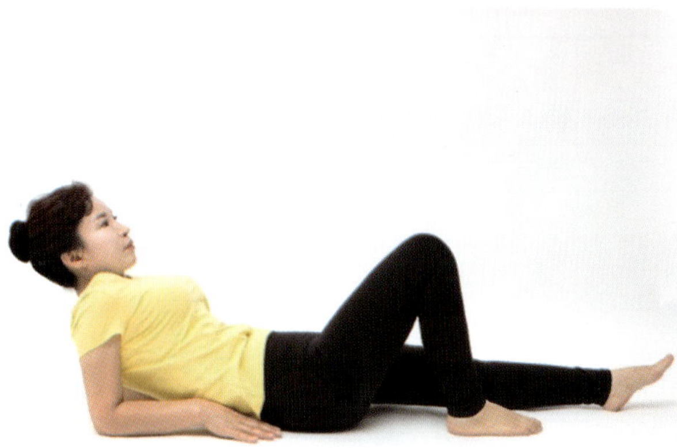

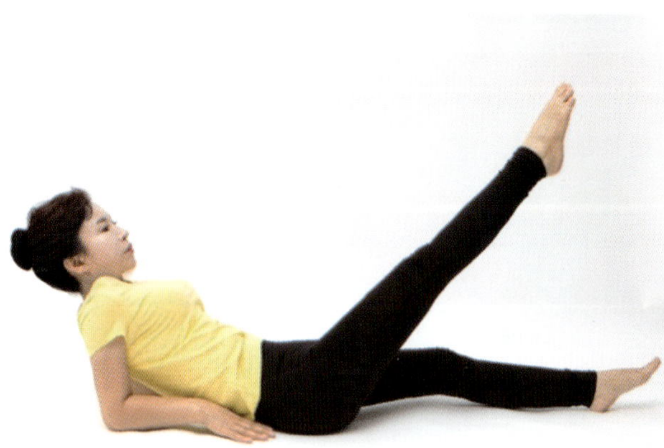

효과

다리 근육이 튼튼해 지고, 무릎과 고관절의 가동성이 증대되며, 복근이 강해지는 효과가 있다.

주

이 운동은 고관절의 약한 관절을 지지해 주기 위한 근육을 강화시키는 운동이며, 허리의 핵심 근육인 코어 근육 강화에 도움이 된다.

05 다리로 원 그리기

(1) 두 다리를 굽히고, 양 팔을 몸 옆에 나란히 둔 채 바로 누운 자세를 취한다.

(2) 숨을 내 쉬면서 복근에 힘을 준 상태에서, 한쪽 다리를 쭉 펴서 바닥과 수직이 되게 들어 올려 다리로 작은 크기의 원을 그린다. 숨을 들이 쉬면서 천천히 시작자세로 내려 놓는다.

(3) 좌우 교대로 10회씩 3세트 반복 시행한다.

* 다리로 원을 그릴 때 팔, 다리가 아닌 복부의 힘으로 몸통 움직임이 일어나지 않도록 안정화 시킨다.

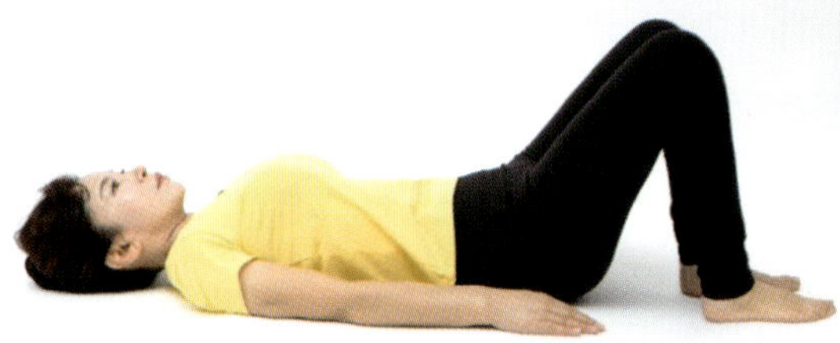

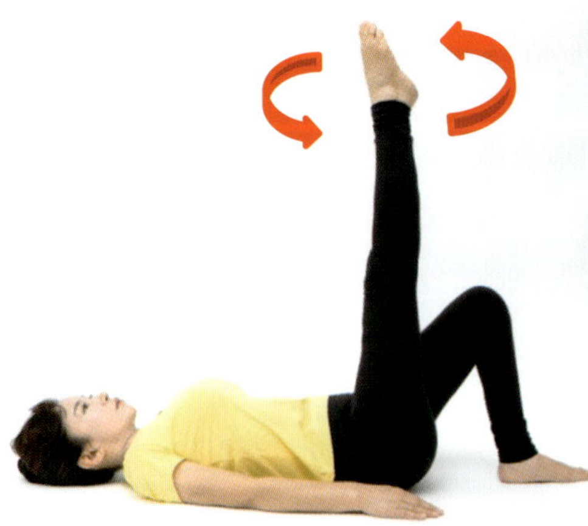

효과

복근이 강화됨과 동시에 코어근육이 강화되면서 허리가 튼튼해 지는 효과가 있다.

주

동작 전반에 걸쳐 배 속 코어근육이 활성화된 상태를 유지시킨다. 발가락이 천장을 향하게 하고, 원은 좌우 양 방향 교대로 그리도록 한다.

06 브리지 자세

⑴ 두 무릎은 구부리고 바로 누운 자세에서, 숨을 내 쉬면서 복부에 힘을 준 상태에서 골반과 함께 상체를 천천히 들어 올렸다가 5초간 유지한 후 내쉬는 호흡에 맞춰 내린다.

⑵ 10회 시행하도록 하며, 2세트 반복 시행한다.

* 급격하게 힘을 주어 엉덩이를 들어 올리면 허리에 통증이 발생할 수 있다.

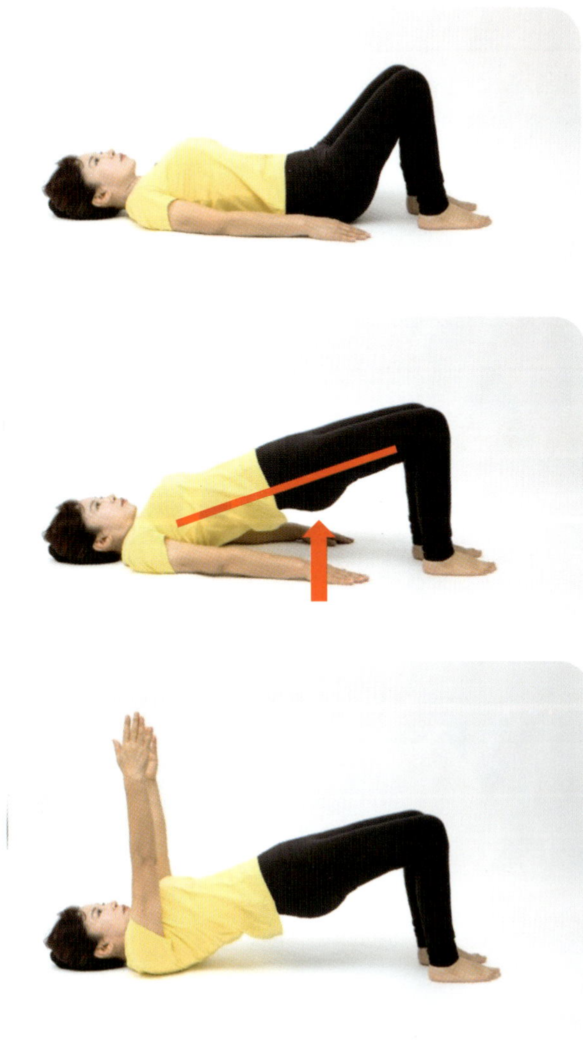

효과

코어근육을 비롯해 엉덩이 근육과 복근이 강화되면서 튼튼한 허리에 도움이 된다.

주

이 동작의 전 과정 동안 정상 호흡을 유지한다. 허리가 꺾이지 않고 허벅지와 상체가 일직선을 이룰 수 있도록 복부와 엉덩이에 힘을 꽉 주고 동작을 시행한다. 이 동작이 익숙해지면 두 팔을 천장을 향해 뻗어 올린 자세를 취한다.

07 한쪽 다리 든 브리지 자세

(1) 브리지 자세에서, 한쪽 무릎을 펴서 5초간 유지한 후 다리를 제자리로 내리고 숨을 들이 쉬면서 등부터 천천히 내려준다. 내쉬는 호흡에 맞춰 등부터 시작하여 천천히 몸을 내린다.

(2) 10회 시행하도록 하며, 2세트 반복 시행한다.

* 상체를 너무 급히 들어 올리면 허리에 통증이 발생할 수 있다. 뻗는 다리는 허벅지는 양쪽을 나란히 두고 종아리만 들도록 한다.

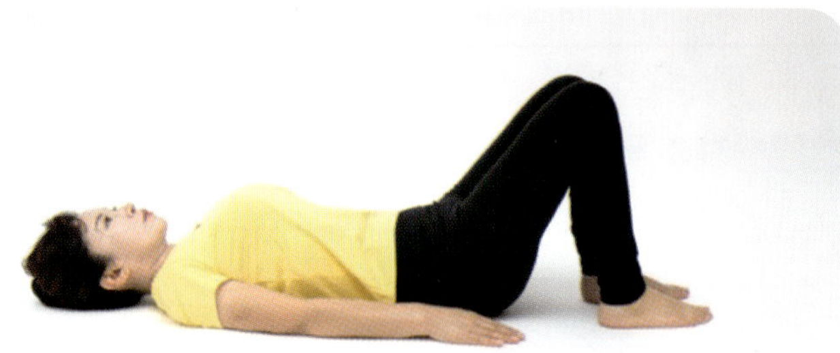

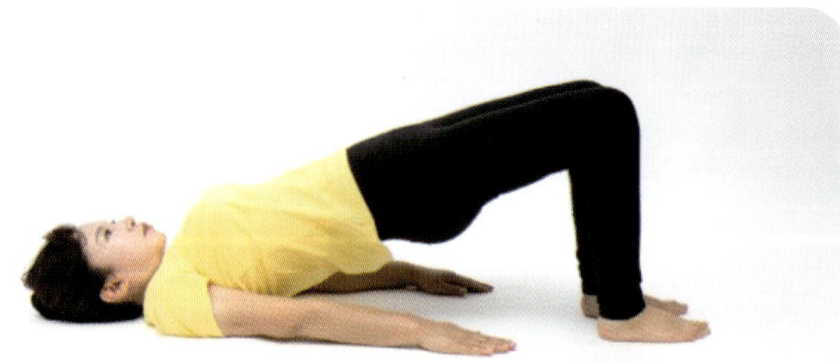

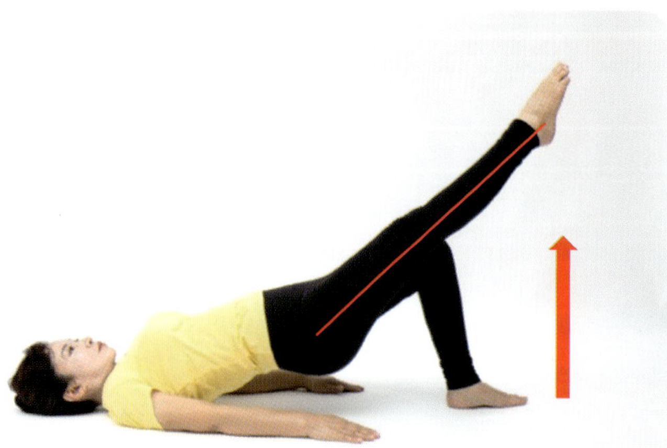

효과

코어근육과 엉덩이 근육 그리고 복근이 강화되면서 허리가 튼튼해 지는데 많은 도움이 된다.

주

엉덩이를 들 때 골반이 틀어지지 않고, 허벅지와 상체가 일직선을 이룰 수 있도록 복부와 엉덩이에 힘을 꽉 주고 동작을 시행한다. 이 동작이 익숙해지면 처음부터 한 다리를 뻗어 놓은 상태에서 상체를 들었다가 내리는 방법으로 시행해 보도록 한다.

08 바로 누워 한 다리 내리기

(1) 바로 누워 두 다리를 90도로 굽혀 들어 올린 자세에서, 숨을 내 쉬면서 복부에 힘을 주고, 한쪽 다리를 교대로 천천히 바닥으로 내렸다가 숨을 들이 쉬면서 다시 들어 올린다.

(2) 좌우 교대로 10회씩 2세트 반복 시행한다.

* 복부에 힘을 주어 골반이 바닥에 견고하게 안정화시켜 다리를 내릴 때 허리가 바닥에서 뜨지 않도록 주의한다.

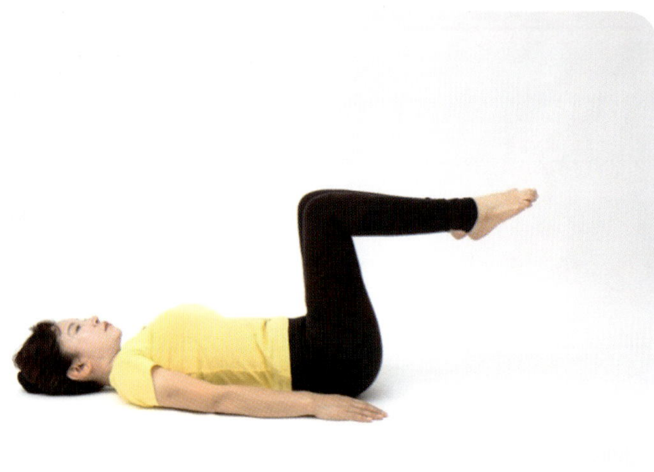

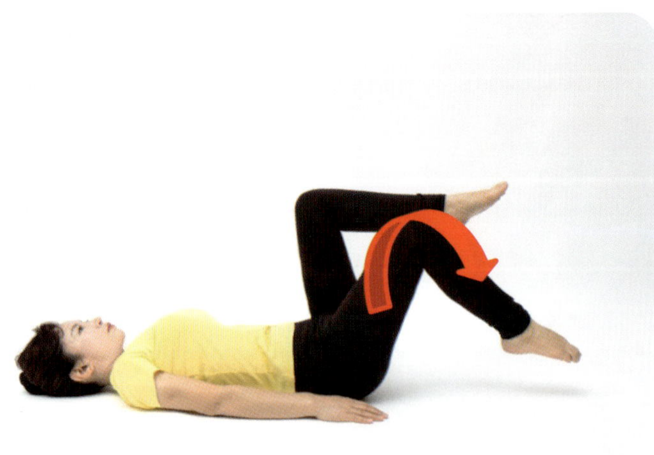

효과

복근이 강화됨과 동시에 코어근육이 강화되면서 허리가 튼튼해 지는 효과가 있다.

주

아래로 내리는 다리는 90도 굽힌 상태를 유지하여야 하고, 복근이 수축된 상태가 유지되어야 한다.

무릎이 펴질수록 허리에 강한 힘이 가해져 부담이 될 수 있다

09 바로 누워 두 다리 함께 내리기

⑴ 두 다리를 90도로 굽혀 들어 올리고 양 팔은 몸 옆에 나란히 둔 채 바로 누운 자세를 취한다.

⑵ 숨을 내 쉬면서 두 다리를 모은 상태에서 바닥을 향해 천천히 내렸다가 숨을 들이 쉬면서 시작자세로 들어 올린다.

⑶ 10회 시행하도록 하며, 2세트 반복 시행한다.

* 다리를 내릴 때 무릎이 90도로 구부러진 상태가 유지되어야 하며, 복부에 강한 힘을 주어 허리가 뜨지 않도록 주의한다.

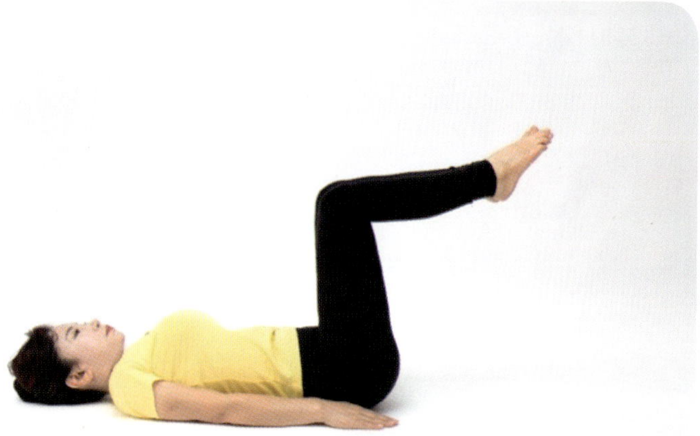

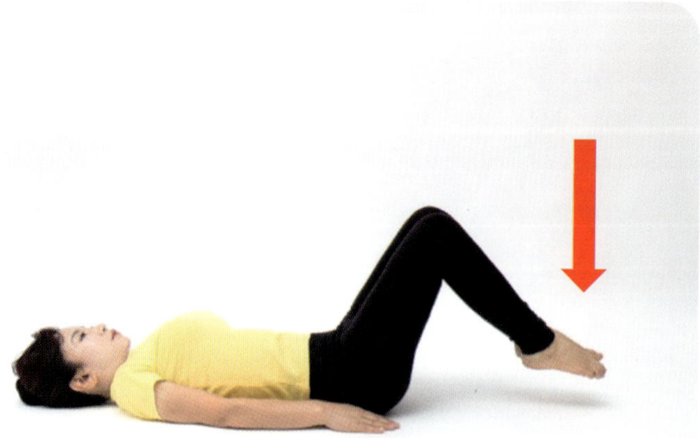

효과

코어근육과 함께 복근 강화되는 효과가 있다.

주

몸 속 심부 코어근육을 활성화시키면서 다리를 천천히 내리고, 몸의 중앙에서부터 움직임이 시작되어야 한다. 다리는 허리가 뜨지 않는 범위까지 내렸다가 올리도록 한다.

10 바로 누워 발 밀어 올리기

⑴ 바로 누워서 양 팔은 몸 옆에 나란히 두고, 두 다리를 90도로 굽혀 들어 올린 자세를 취한다.

⑵ 숨을 내 쉬면서 복부에 힘을 준 상태에서, 한쪽 다리는 그대로 두고 다른 한쪽 다리는 최대한 펴서 45도 각도로 뻗어 들어 올렸다가 숨을 들이 쉬면서 시작자세로 되돌아 온다.

⑶ 좌우 교대로 10회씩 2세트 반복 시행한다.

* 상체와 목에 과도한 힘이 들어가지 않고 골반이 흔들리지 않도록 주의한다.

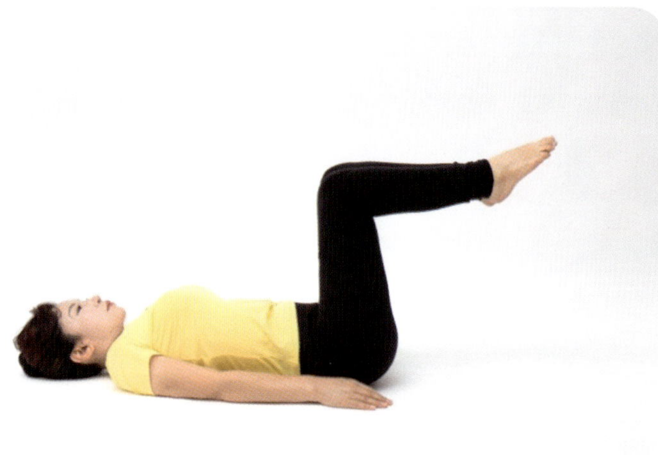

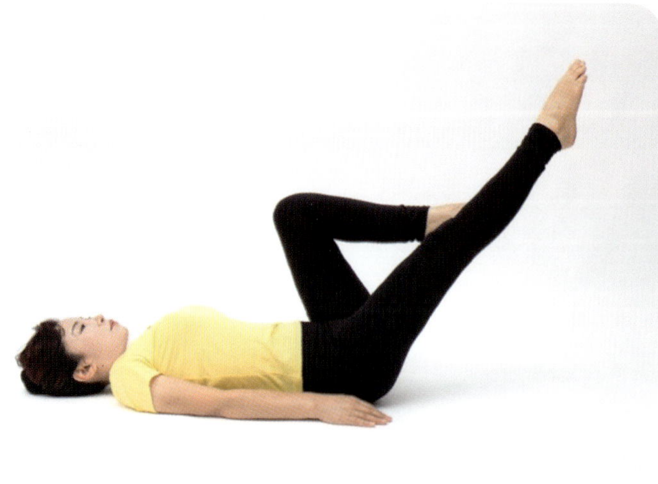

효과

코어근육과 복근이 동시에 강화되면서 허리가 튼튼해 진다.

주

골반저근을 수축시켜 바닥에 견고하게 안정화 시키고, 발을 밀어냈다가 무릎을 끌어 오는 느낌으로 시행한다.

11 누워 반대편 팔 다리 뻗기

⑴ 양 팔은 천장을 향해 뻗고, 두 다리는 90도로 굽혀 들어 올려 놓은 상태로 바로 누운 자세에서 시작한다.

⑵ 숨을 내 쉬면서 배에 힘을 주고, 한쪽 다리는 45도의 각도에서 무릎을 폄과 동시에 반대편 팔은 머리 위로 뻗어 올렸다가 숨을 들이 쉬면서 시작자세로 되돌아 온다.

⑶ 좌우 교대로 10회씩 2세트 반복 시행한다.

* 허리가 바닥에서 뜨지 않게 하기 위해서 다리를 너무 낮게 뻗지 않도록 한다.

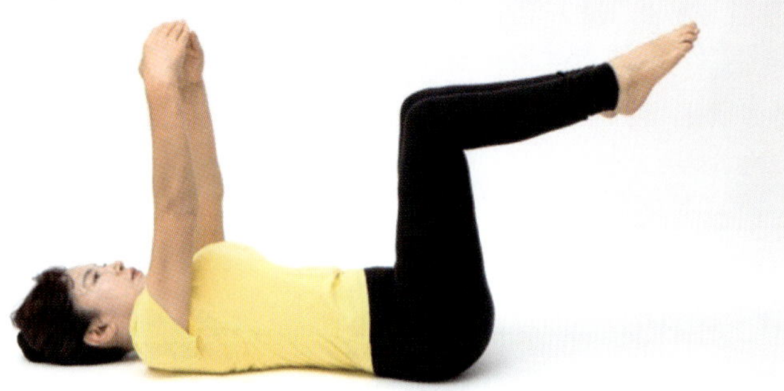

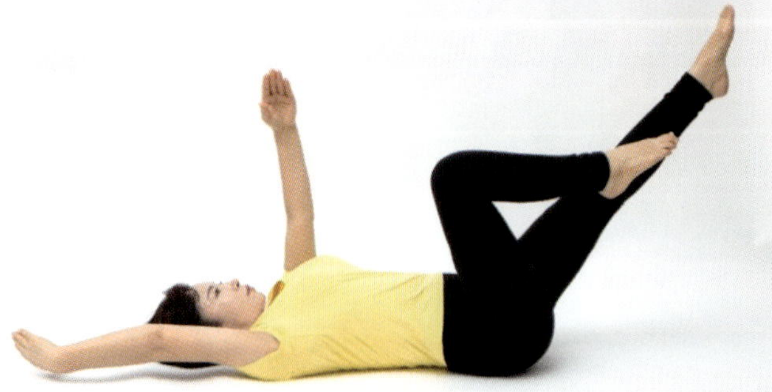

효과

이 동작은 복근과 다리근육이 강화될 뿐만 아니라 몸의 협응성 증진에도 많은 도움이 된다.

주

복부에 힘을 주어 골반을 후방경사 시켜서 상체를 바닥에 견고하게 안정화 시키고, 몸의 중앙에서 움직임이 시작하도록 한다.

12 상체를 이용한 팔 다리 교차시키기

⑴ 두 다리를 90도로 굽히고, 양 손가락을 깍지 끼워 머리 밑에 받쳐 상체를 약간 들어 올려 놓은 상태로 바로 누운 자세에서 시작한다.

⑵ 숨을 내 쉬면서 복부에 힘을 준 상태에서, 천천히 반대편의 무릎과 팔꿈치가 닿도록 대각선 방향으로 무릎을 당기고 상체를 들어 올려 준다. 반대편 무릎은 펴서 45도 각도로 뻗어 준다. 숨을 들이 쉬면서 시작자세로 되돌아 온다.

⑶ 좌우 교대로 10회씩 2세트 반복 시행한다.

* 머리를 과다하게 숙이는 일이 일어나지 않도록 하며, 머리를 들어 올리는 것이 아니라 상체를 든다는 느낌으로 움직인다.

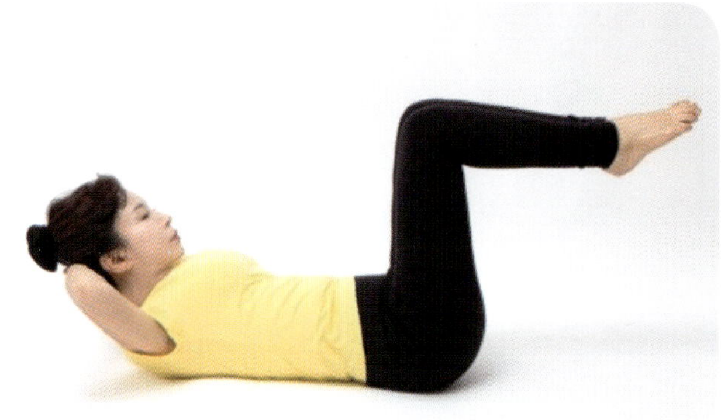

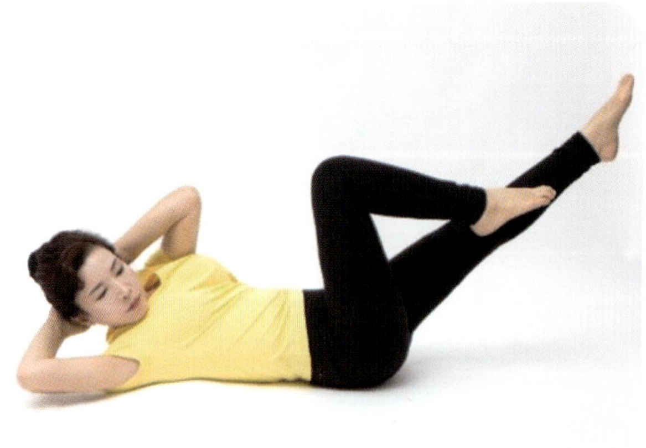

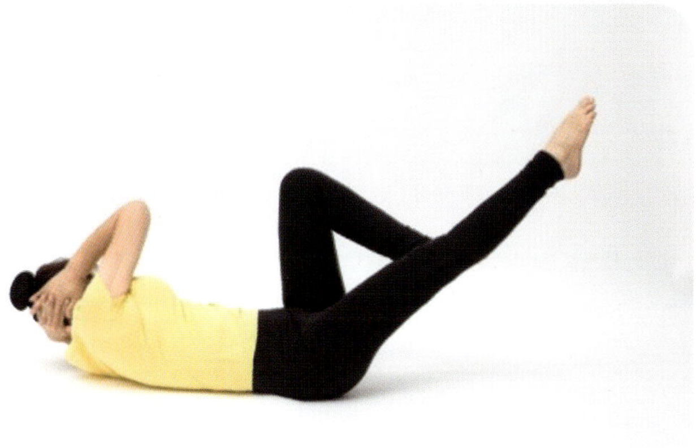

효과

코어근육과 복근, 허리근육을 비롯해 다리 근육이 강화되면서 허리가 강해진다.

주

복부에 힘을 주어 상체와 다리를 움직일 때 골반이 바닥에서 떨어지지 않도록 안정화시킨다. 몸의 중앙에서 이 동작의 움직임이 시작하도록 한다.

13 사지 스트레칭

⑴ 두 다리를 굽힌 채, 바로 누워 있는 자세에서 시작한다. 숨을 내 쉬면서 양 손으로 두 무릎을 잡아 당긴 자세를 취하는데, 이 때 머리와 상체도 약간 들어 올린 상태가 유지되어 있어야 한다.

⑵ 숨을 내 쉬면서 두 다리를 그 자리에서 쭉 펴서 바닥과 45도를 유지하고 동시에 양 팔은 귀 옆 머리 위로 쭉 뻗어준 다음 들이 쉬는 호흡에 맞춰 이완하면서 시작자세로 되돌아온다.

⑶ 10회씩 2세트 반복 시행한다.

* 머리가 뒤로 젖혀지지 않도록 주의한다.

* 목이 아픈 경우에는 머리를 바닥에 내려놓고 동작하도록 한다.

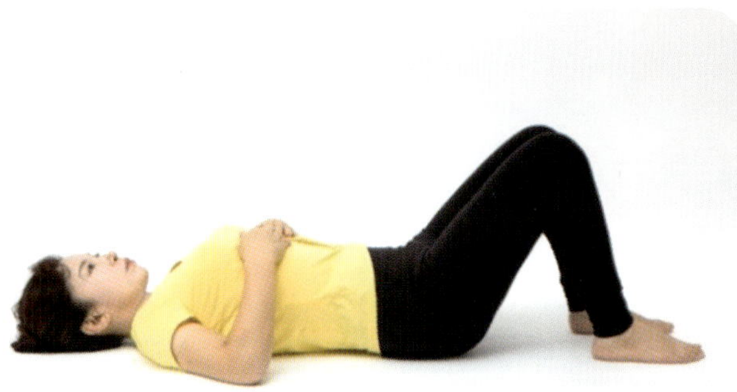

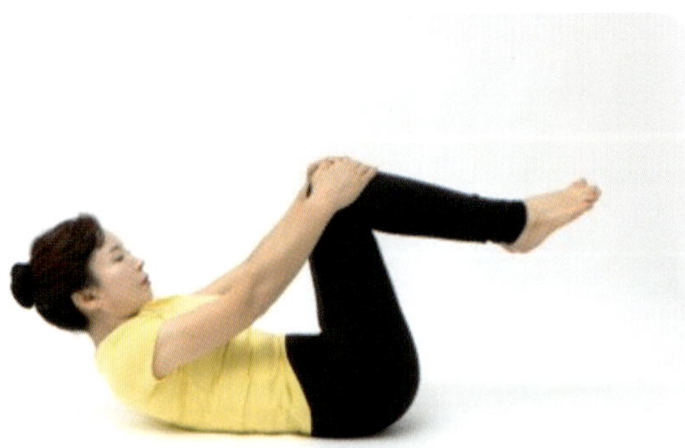

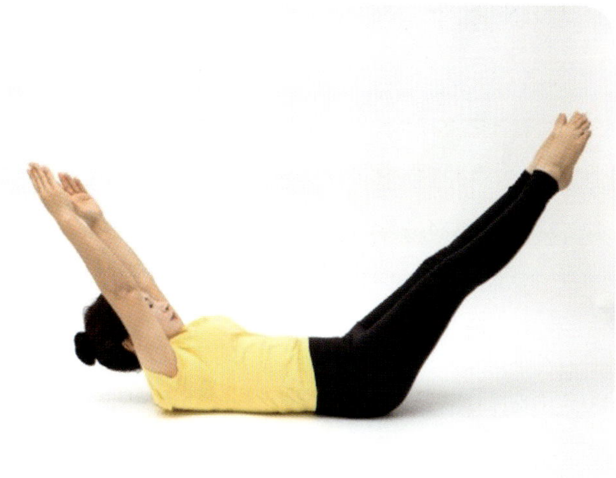

효과

코어근육을 비롯하여 복근 및 사지 근육이 강화되는 효과가 있다.

주

배에 힘을 주어 상체를 안정화시켜 놓고, 이 동작의 움직임은 몸의 중앙에서 시작되게 한다.

14 상체와 하지 들어 올리기

⑴ 두 다리를 모아 펴고, 양 팔은 귀 옆 머리 위로 뻗어 올려 바로 누운 자세에서 시작한다.

⑵ 숨을 내 쉬면서 복부에 힘을 주어 골반을 안정화시킨 상태에서 두 다리와 상체를 동시에 들어 올려서 양 팔과 두 다리가 서로 평행을 이루게 한다. 숨을 들이 쉬면서 시작자세로 되돌아온다.

⑶ 10회씩 2세트 반복 시행한다.

* 골반을 바닥에 견고하게 안정화 시켜 몸에서 흔들림이 발생하지 않도록 주의한다. 허리 디스크가 있는 환자는 이 동작을 피하도록 한다.

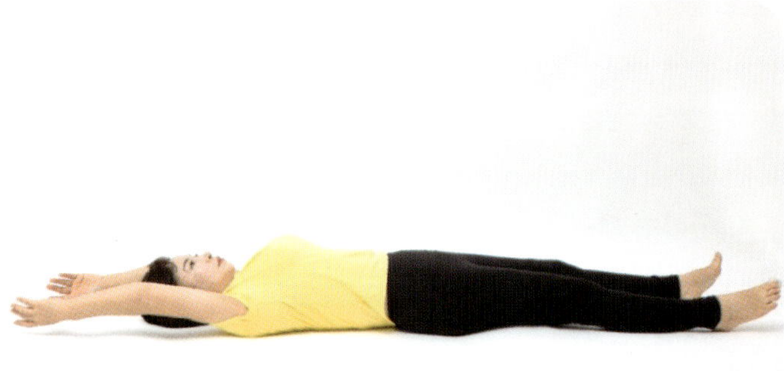

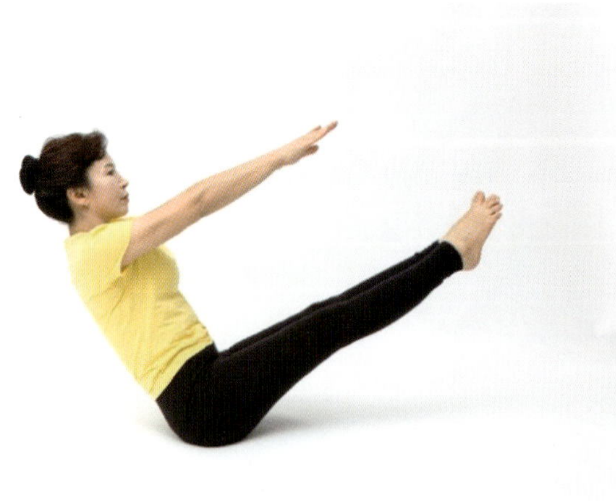

효과

코어근육과 복근이 강화되면서 동시에 몸에 균형감각이 증대된다.

주

고관절에서 몸이 굽어지도록 하여 등이 휘지 않아야 하며, 몸의 중앙에서 움직임이 시작되어야 한다.

목에 통증이 있는 환자는 목을 가슴으로 살짝 당겨 힘을 준 상태에서 시행한다.

15 팔 짚고 앉은 자세에서 다리 들어 올리기

(1) 양 팔은 펴서 손바닥으로 어깨 아래 바닥을 짚고, 다리를 펴서 앉은 자세에서 시작한다.

(2) 숨을 내 쉬면서 복부에 힘을 주고, 엉덩이를 들어 올려 몸을 대각선으로 일직선을 이룬 상태를 유지한 채, 한쪽 다리를 천장을 향해 최대한 들어 올렸다가 숨을 들이 쉬면서 시작자세로 내린다.

(3) 좌우 교대로 10회씩 2세트 반복 시행한다.

* 손목이나 어깨에 통증이나 부상이 있는 환자는 이 동작을 피하도록 한다.

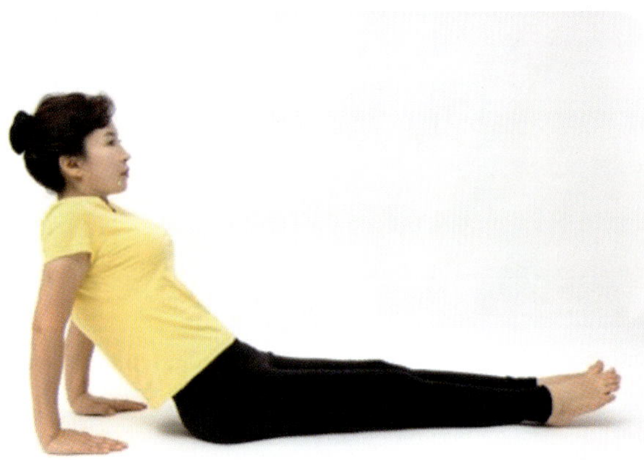

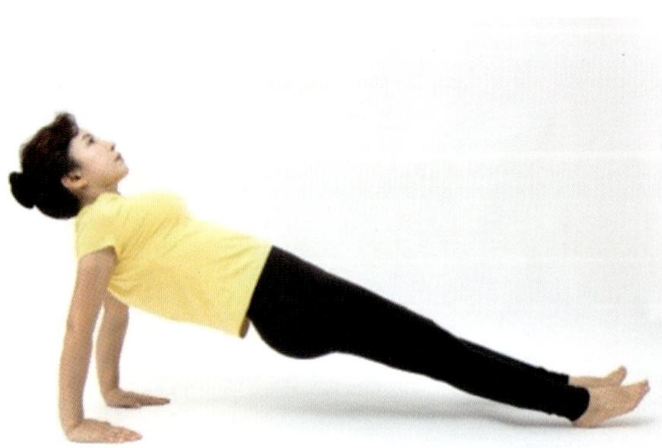

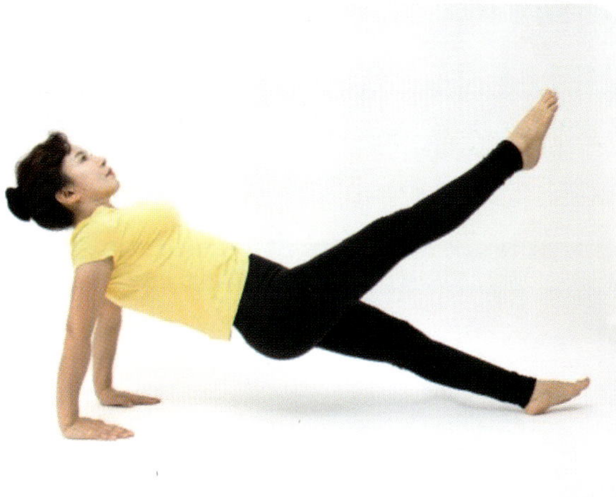

효과

코어근육, 복근, 엉덩이 근육이 강화되며, 어깨가 안정화 되는 효과와 함께 허리가 강해진다.

주

배에 힘을 주어 상체가 한쪽으로 기울어지거나 흔들리지 않도록 안정화시킨다. 팔은 어깨와 수직을 이루면서 바닥을 미는 힘을 유지하여 어깨에 과도한 힘이 들어가지 않도록 한다. 다리 들어 올리는 것이 힘들 때에는 그 정도를 조금씩 증가시켜 나가도록 한다.

16 바로 누워 골반 옆으로 비틀기

⑴ 양 팔과 두 다리를 편하게 펴 놓은 채, 바로 누운 자세에서 시작한다.

⑵ 한쪽 다리를 90도로 굽혀서 들어 올린 후 무릎을 반대편의 바닥에 가볍게 내려 놓고 10초간 유지한 후 시작자세로 되돌아 온다.

⑶ 좌우 교대로 각 5회씩 반복 시행한다.

* 이 동작의 과정 동안 팔을 약간 벌려, 어깨가 바닥에 견고하게 붙어 있도록 한다.

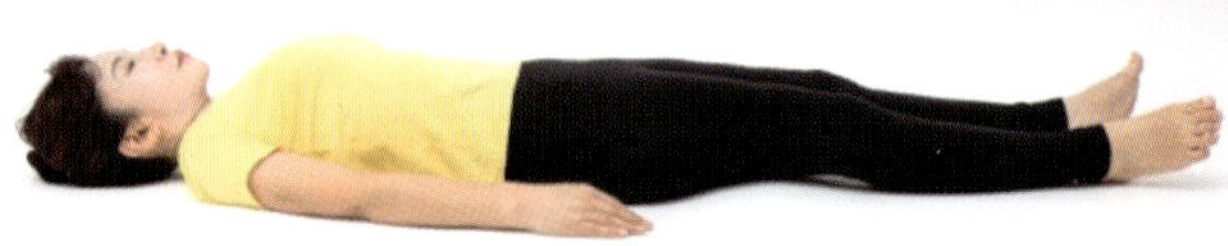

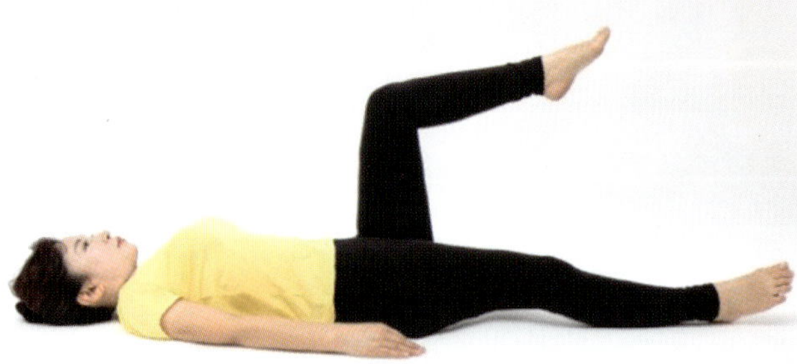

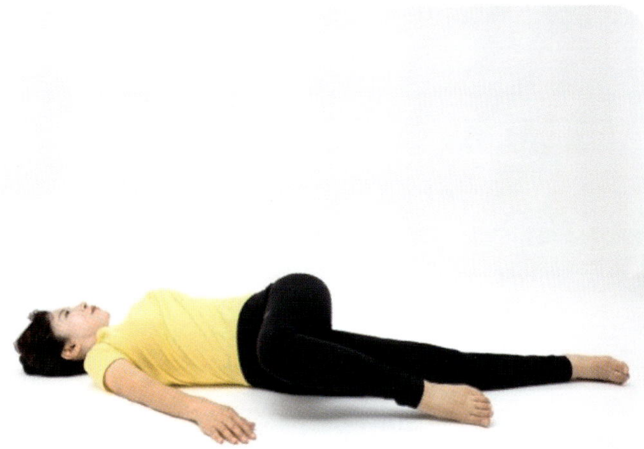

효과

허리의 코어근육이 강화됨과 동시에 척추 가동범위가 증가하면서 허리가 유연해진다.

주

컨디션에 따라 다리를 90도까지 들지 않아도 무방하다. 양쪽 어깨는 바닥에서 떨어지지 않아야 한다.

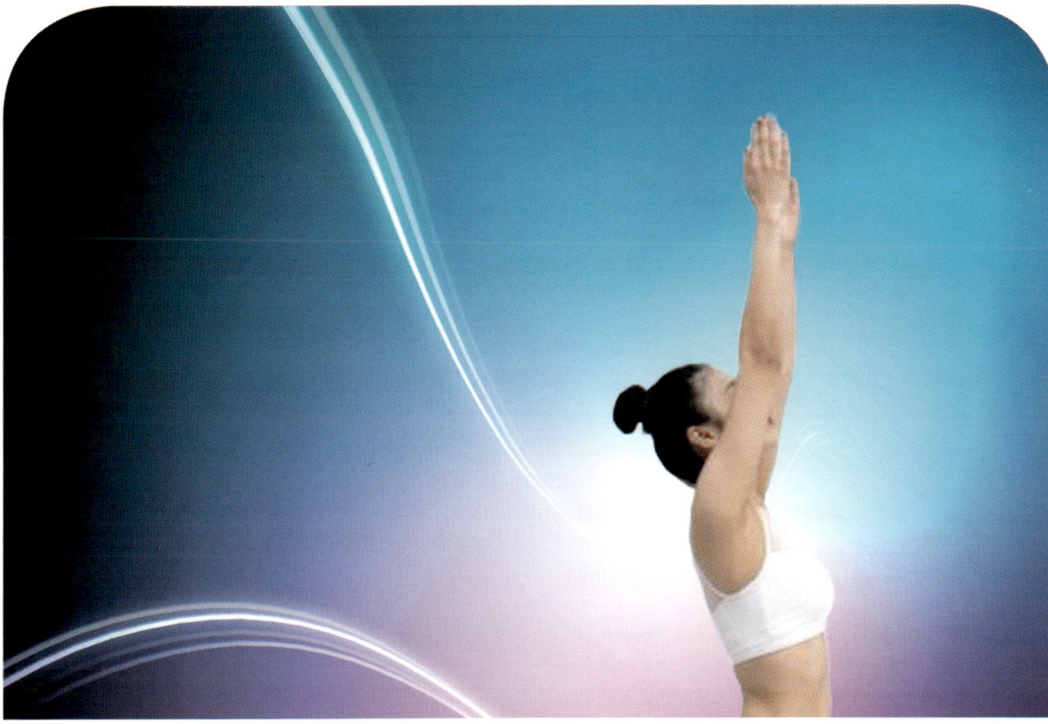

PART **4**

자세 별 코어근육 강화 운동 프로그램

(2) 엎드려 누운 자세에서 하는 운동

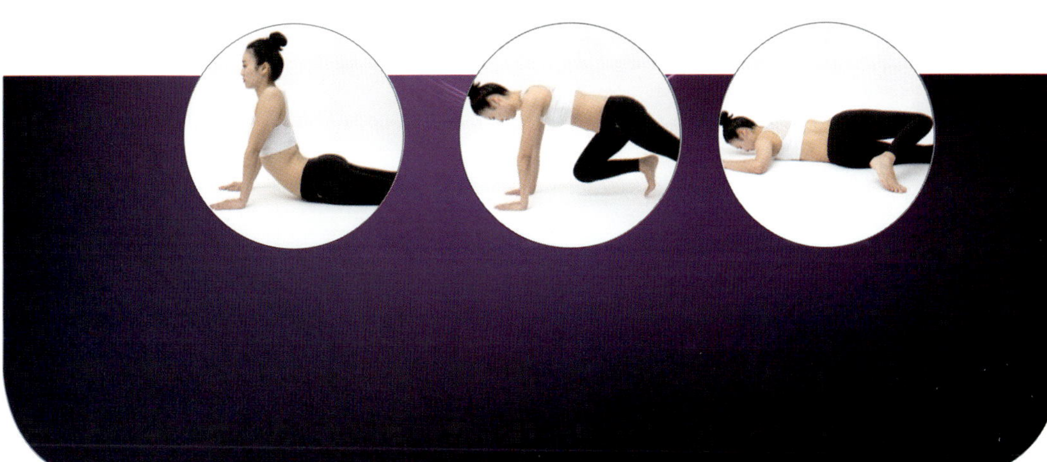

01 엎드려 팔로 상체 들어 올리기

⑴ 두 다리를 모으고, 양 팔은 굽혀서 손바닥을 어깨 옆 바닥에 대고 엎드려 누운 자세에서 시작한다.

⑵ 처음에는 골반으로 바닥을 눌러 몸을 지지하고, 숨을 내 쉬면서 팔을 팔꿈치까지만 뻗어 상체를 천천히 들어 올린 상태에서 10초간 유지한 후 시작자세로 내려온다.

⑶ 이제 팔을 완전하게 펴서 상체를 들어 올린 상태에서 10초간 유지한 후 시작자세로 내려온다.

⑷ 각 동작을 10회씩 반복 시행한다.

* 척추관협착증이나 심한 허리 디스크탈출증, 혹은 척추후관절증후군이 있는 환자는 금기 사항이다.

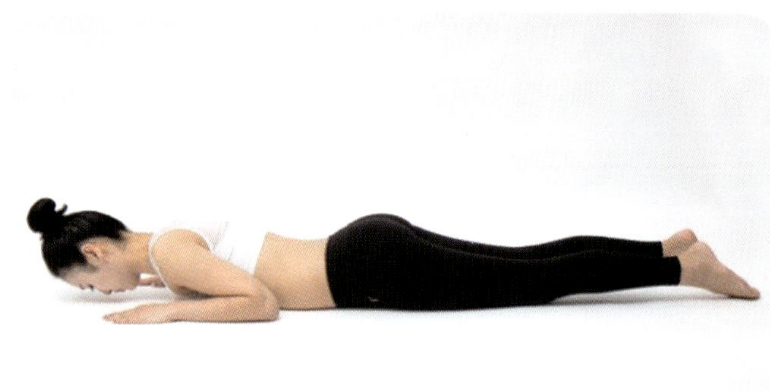

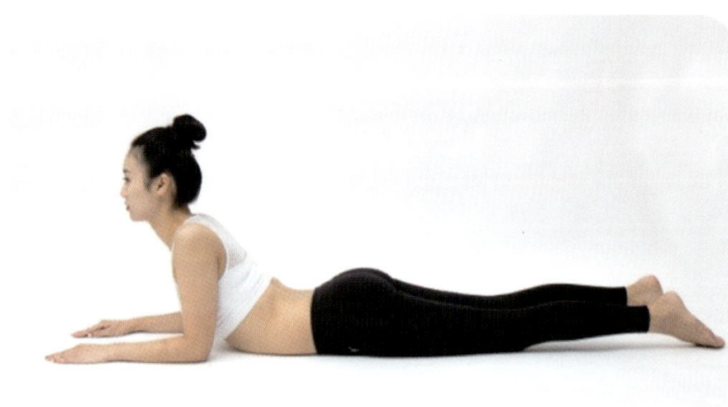

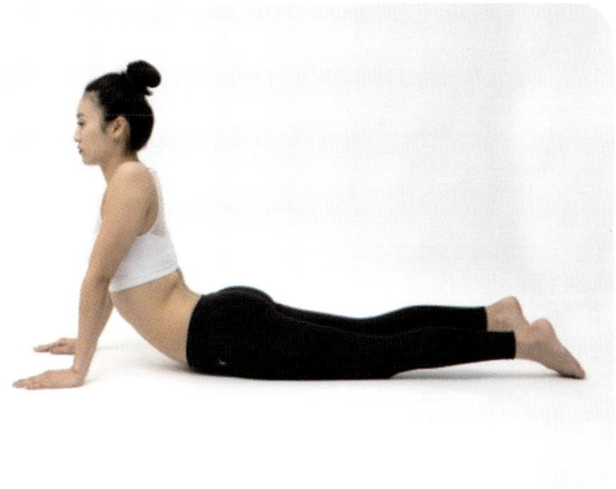

효과

허리의 코어근육이 강화됨과 동시에 허리 디스크가 복원되는 효과가 있다.
디스크 환자는 동작 중에 엉덩이나 다리에 통증이 나타나면 중단하도록 한다.

주

양 손바닥은 어깨 바로 아래에 두고, 몸 가까이에 위치해 두어야 한다. 처음에는 팔을 반만 펴고, 익숙해 지면 점차 완전하게 펴도록 한다.

02 엎드려 반대편 팔 다리 들어 올리기

(1) 양 팔을 머리 위로 뻗어 올려 놓고 엎드려 누운 자세에서, 숨을 내 쉬면서 한쪽 팔과 반대편 다리를 동시에 바닥에서 들어 올린 상태에서 5초간 유지한 후 숨을 들이 쉬면서 시작자세로 내린다.

(2) 좌우 교대로 10회씩 2세트 반복 시행한다.

* 허리가 과하게 젖혀지거나, 몸이 비틀어지는 일이 일어나지 않도록 주의한다.

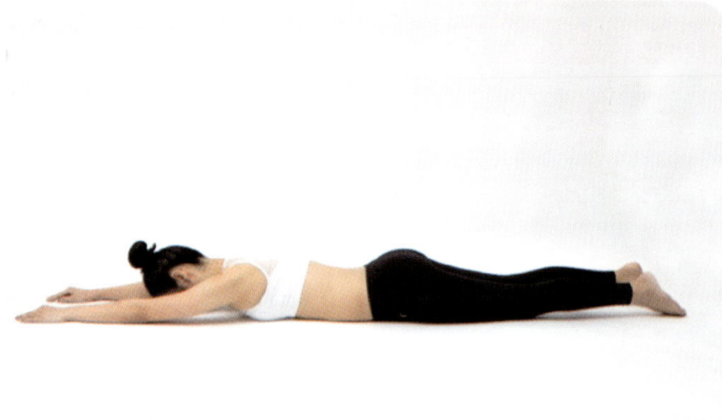

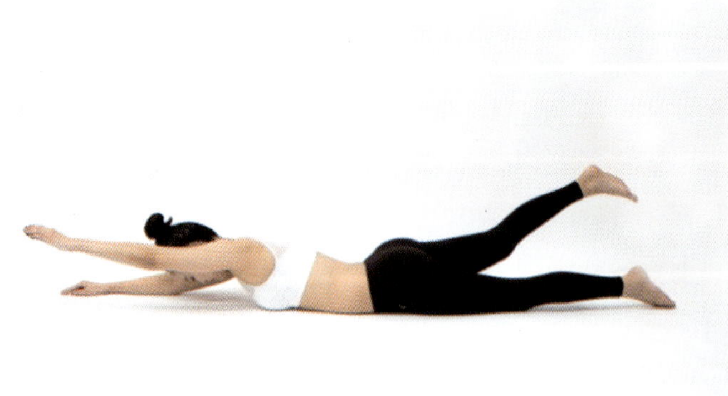

효과

코어근육과 등 근육이 강화될 뿐만 아니라 협응성이 개선되는 효과가 있다.

주

몸의 중앙에서부터 움직임이 시작되어야 한다. 팔다리를 들 때 상체를 들면 복부 및 요추에 강한 자극이 오는 것을 감지한다.

03 엎드려 팔 펴서 상체 들어 올리기

(1) 양 팔은 귀 옆 머리 위로 뻗어 올려 척추를 최대한 늘려 놓고 엎드려 누운 자세에서 시작한다.

(2) 숨을 내 쉬면서 양 팔을 상체와 함께 바닥에서 천천히 들어 올린 상태에서 5초간 유지한 후 숨을 들이 쉬면서 시작자세로 내려 놓는다.

(3) 10회 시행하도록 하며, 2세트 반복 시행한다.

* 척추관이 좁아져 있는 환자나 후관절증후군 환자는 금기 사항이다.

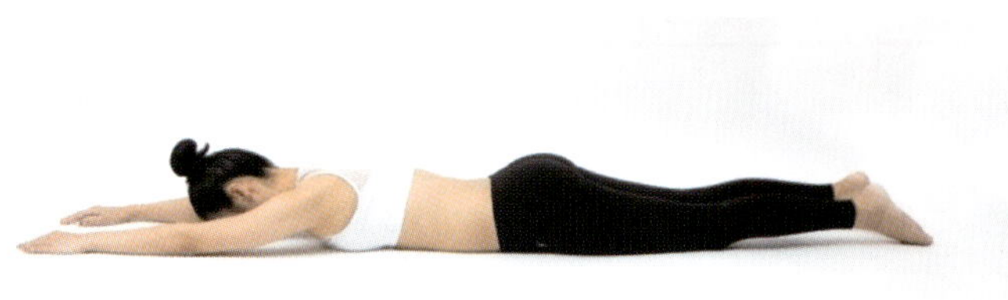

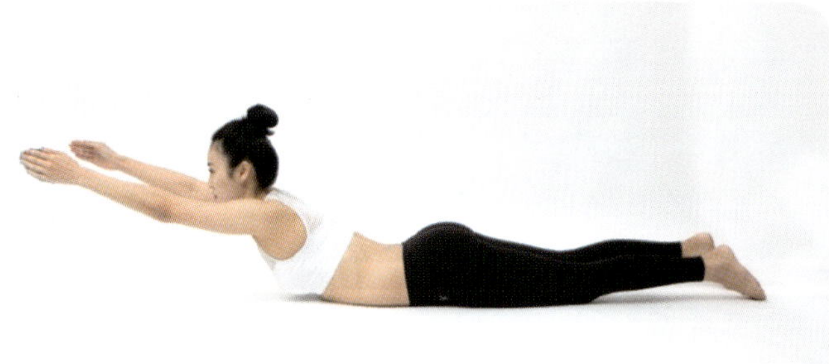

효과

코어근육과 엉덩이 근육이 강화되고 동시에 척추기립근도 강화되면서 강한 허리를 만드는데 도움이 된다.

주

엉덩이 근육에 힘을 주어 몸을 안정화 시키고, 허리 근육은 분리되는 것을 느끼는데 정신을 집중하도록 한다. 상체를 들 때 고개를 젖혀지고 턱이 들리지 않도록 바닥을 바라보면서 상체가 머리와 일직선이 유지되도록 한다.

04 엎드려 두 다리 들어 올리기

(1) 양 팔은 귀 옆 머리 위로 뻗어 올려 척추를 최대한 늘려 놓고 엎드려 누운 자세에서 시작한다.

(2) 두 손등을 포개어 이마 아래에 두고, 숨을 내 쉬면서 두 다리를 동시에 바닥에서 천천히 들어 올린 상태에서 5초간 유지한 후 숨을 들이 쉬면서 시작자세로 내려놓는다.

(3) 10회 시행하도록 하며, 2세트 반복 시행한다.

* 상체는 이완된 상태를 유지해야 하며, 다리를 너무 높이 들어 허리가 과신전이 되지 않도록 주의한다.

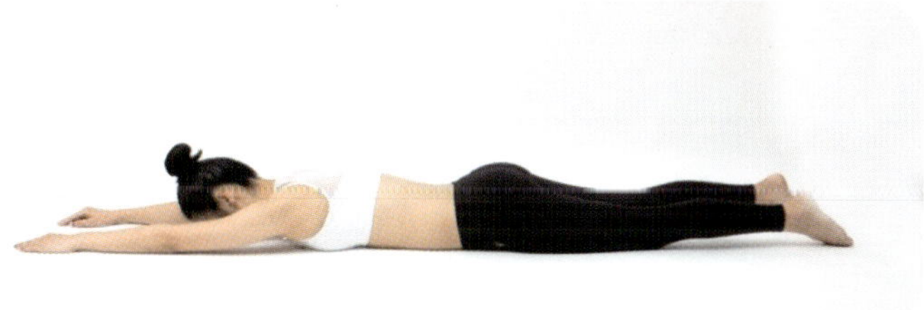

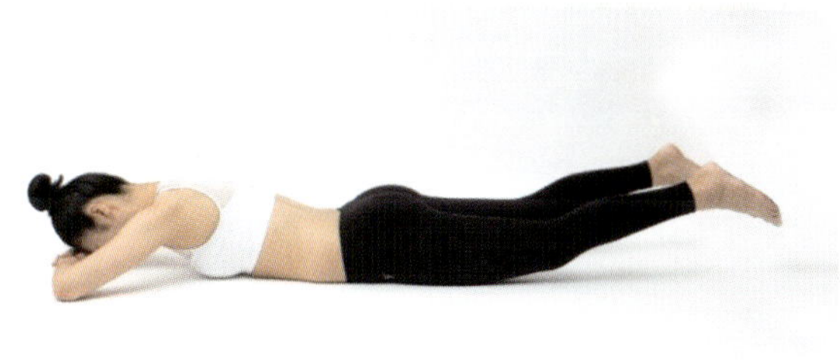

효과

코어근육은 물론 척추기립근을 비롯해 엉덩이 근육까지 강화되면서 허리가 튼튼해 진다.

주

복근에 힘을 주어 골반을 바닥에 견고하게 안정화시키도록 한다.

05 엎드려 팔 다리 들어 올리기

(1) 양 팔은 귀 옆 머리 위로 최대한 뻗어 척추를 늘려 놓고, 엎드려 누운 자세에서 시작한다.

(2) 숨을 내 쉬면서 양 팔과 두 다리를 동시에 바닥에서 들어 올린 상태에서 5초간 유지한 후 숨을 들이 쉬면서 시작자세로 내려놓는다.

(3) 10회 시행하도록 하며, 2세트 반복 시행한다.

* 척추관협착증이나 척추후관절증후군이 있는 환자는 이 동작을 피하도록 한다.
* 고개를 과도하게 젖혀 목과 어깨가 긴장되지 않도록 주의한다.

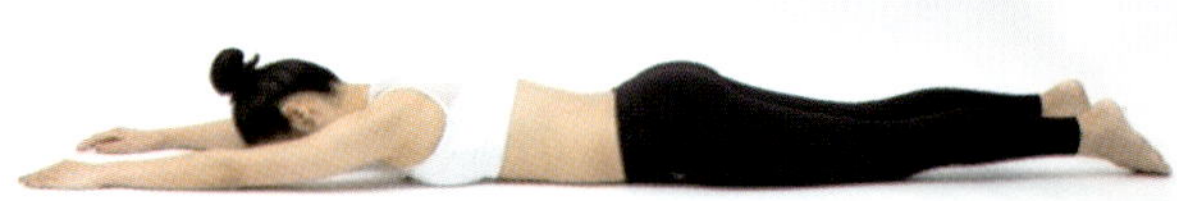

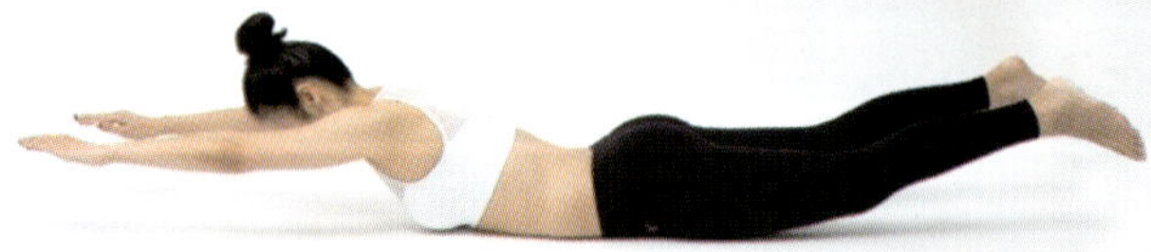

효과

코어근육과 등 근육을 비롯해 엉덩이 근육까지 강화되면서 허리가 강해진다.

주

몸 속 심부 코어근육을 활성화시켜 몸을 바닥에 견고하게 안정화시켜 주고, 움직임은 몸의 중앙에서 시작되도록 해야 한다.

팔을 들어 올릴 때 얼굴과 가슴도 함께 들어 올려져야 한다.

06 엎드려 누워 골반 뒤로 비틀기

(1) 양 팔을 어깨 높이에서 몸 옆으로 벌려 놓은 채 엎드려 누운 자세에서 시작한다.

(2) 숨을 내 쉬면서 무릎을 90도로 굽혀 바닥에서 들어 올려 몸 뒤쪽 바닥에 발가락을 가볍게 내려 놓은 상태에서 10초간 유지한 후 시작자세로 되돌아 온다.

(3) 좌우 교대로 각 5회씩 반복 시행한다.

* 가슴은 골반이 뒤로 회전됨과 함께 따라 바닥에서 약간 들어 올려져야 한다.

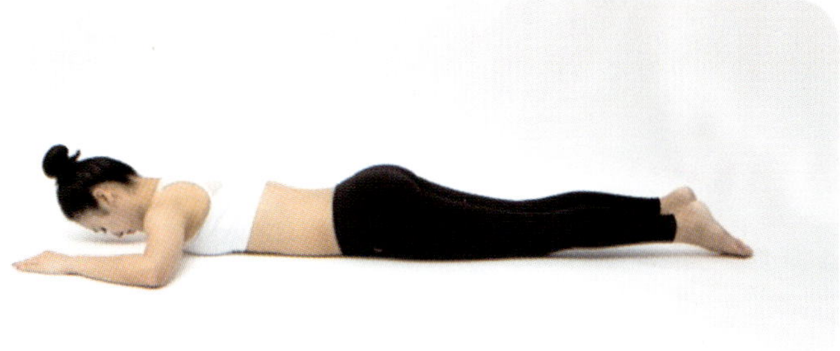

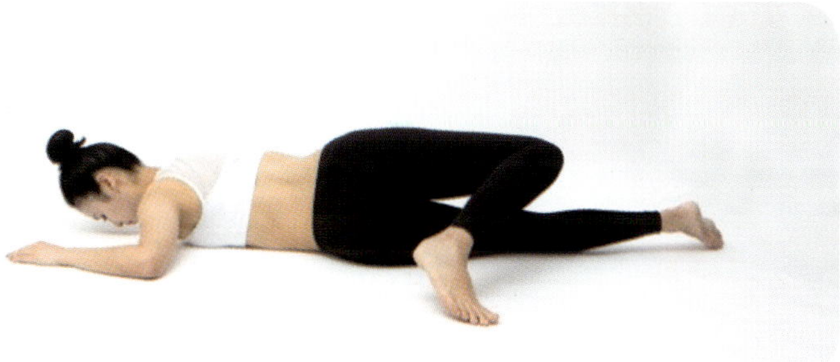

효과

허리의 코어근육이 강화됨과 동시에 척추 가동범위가 증가하면서 허리가 유연해진다.

주

컨디션에 따라 무릎을 90도까지 굽히지 않아도 무방하다. 양쪽 어깨는 바닥에서 떨어지지 않아야 한다.

07 팔 펴고 엎드려 다리 뒤로 차 올리기

⑴ 양 팔을 펴서 손바닥으로 어깨 아래 바닥을 짚고, 두 다리는 발가락으로 지지하여 엎드린 자세에서 시작한다.

⑵ 숨을 내 쉰 후 한쪽 다리를 굽혀 가슴 쪽으로 당겼다가 뒤로 차 올린 후 시작자세로 내려 놓는다.

⑶ 좌우 교대로 각 10회씩 2세트 반복 시행한다.

* 다리를 뒤로 차 올릴 때 상체가 기울어지지 않도록 주의한다.
손목이나 어깨에 통증이나 부상이 있는 환자는 이 동작을 피하도록 한다.

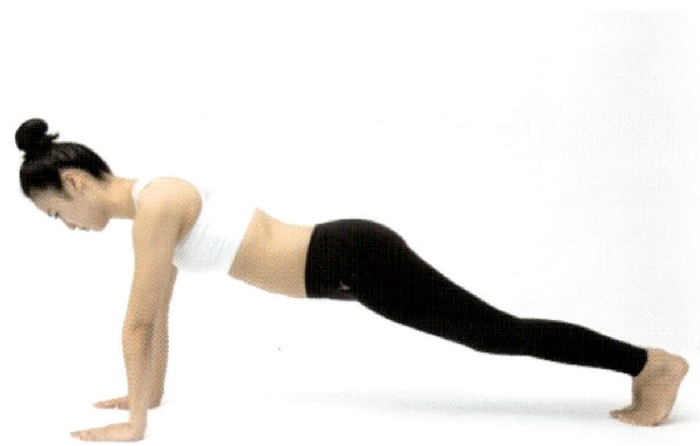

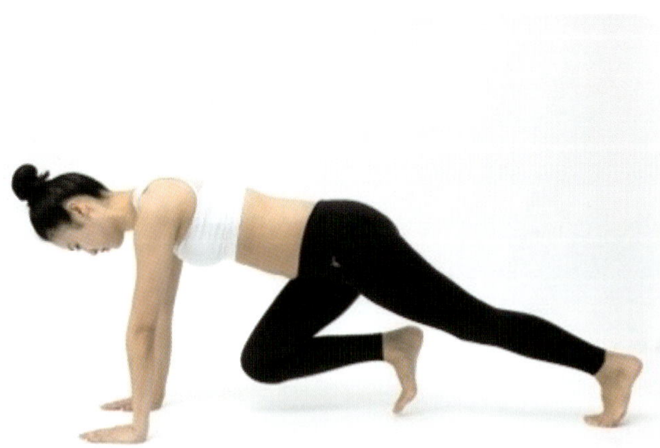

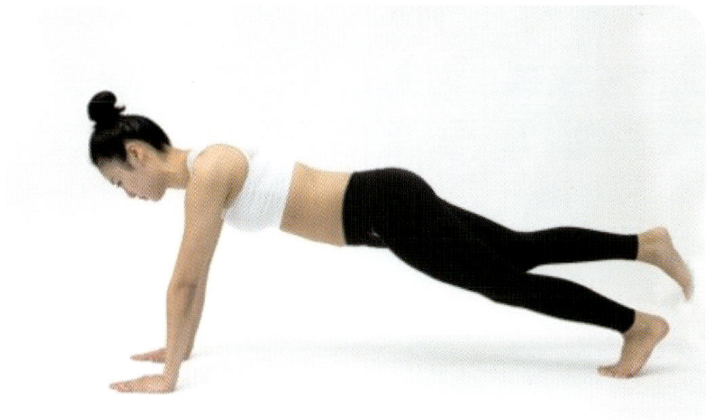

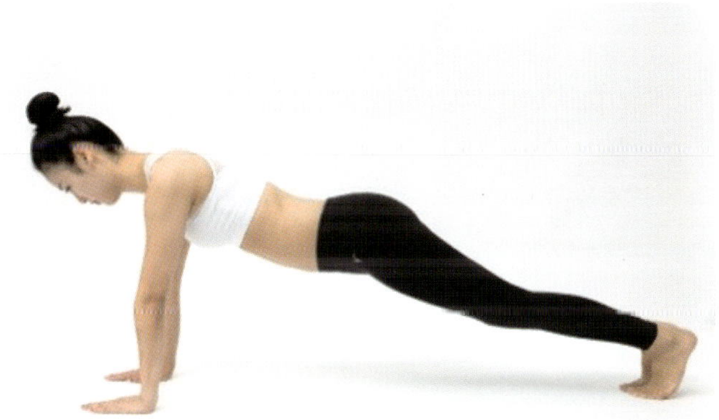

효과

어깨가 안정화 되고, 코어근육과 등 근육을 비롯해 복근까지 강화되면서 허리가 강해지는 효과가 있다.

주

복부에 자극을 느껴 허리에 부담감이 증가하지 않도록 하고, 지지하는 팔로 바닥을 미는 힘을 계속 유지하여 어깨에 과도한 힘이 들어가지 않도록 한다.
허리의 만곡은 변하지 않고, 중립의 커브 상태가 그대로 유지되어 있어야 한다.

08 팔꿈치와 발가락으로 엎드린 자세에서 다리 들어 올리기

(1) 양 팔을 굽혀 팔꿈치를 어깨 옆 바닥에 놓고, 엎드려 누운 자세에서 시작한다.
(2) 숨을 내 쉬면서 복부와 엉덩이에 힘을 주고, 발가락과 팔꿈치로 체중을 지지하면서 몸을 바닥에서 들어 올리고, 동시에 한쪽 다리를 바닥에서 들어 올린 상태에서 5초간 유지한 후 숨을 들이 쉬면서 시작자세로 내려 놓는다.
(3) 좌우 교대로 10회씩 2세트 반복 시행한다.

* 어깨에 부상이나 통증이 있는 환자는 이 자세를 피하도록 한다.

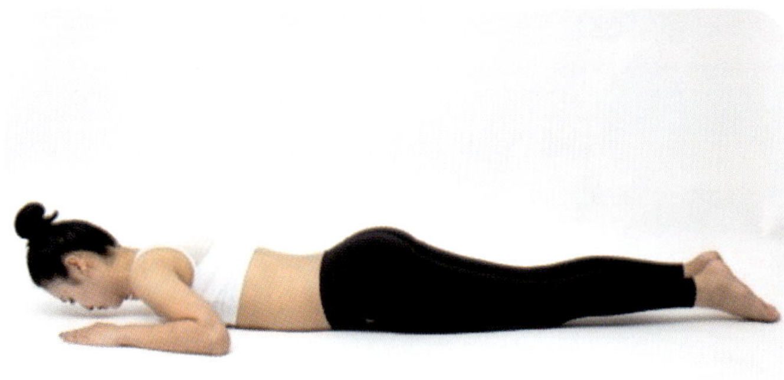

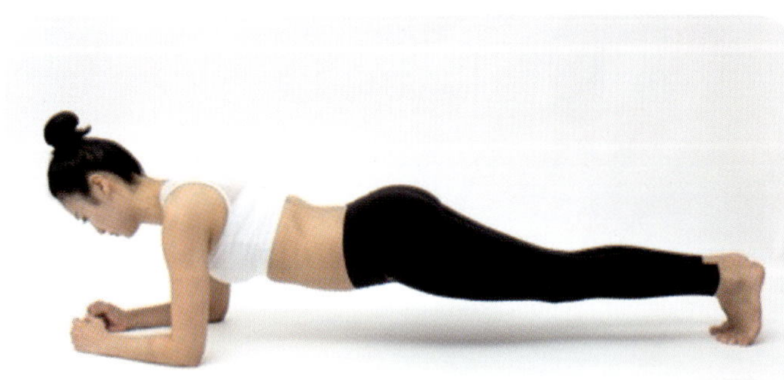

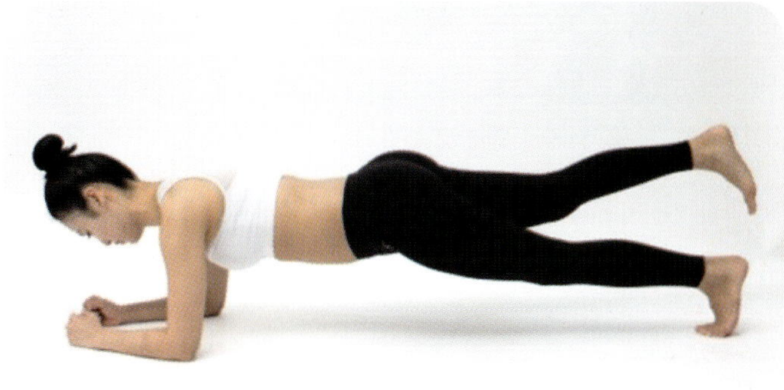

효과

어깨가 안정화 되고, 코어근육과 등 근육을 비롯해 복근까지 강화되면서 허리가 강해지는 효과가 있다.

주

머리는 몸과 일직선을 이루고 얼굴은 바닥을 향하도록 한다.
배에 힘을 주어 코어근육을 활성화시키고, 허리가 휘지 않고 상체와 다리가 바닥과 안정된 수평 상태를 유지한다.

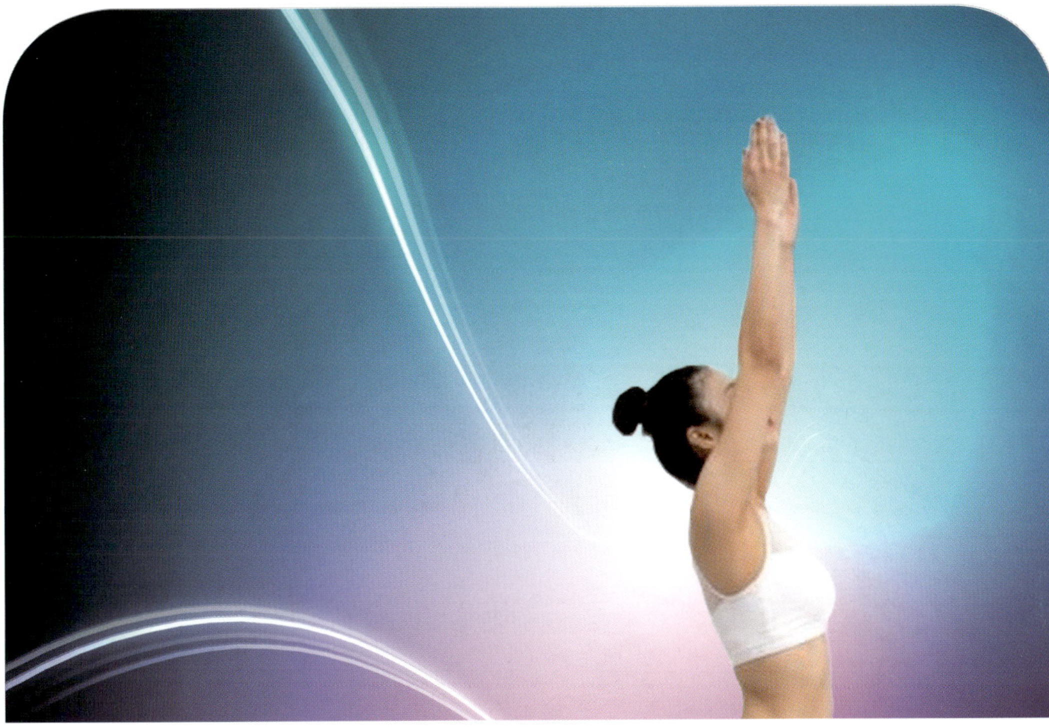

PART 4

자세 별 코어근육 강화 운동 프로그램

(3) 기어가는 자세에서 하는 운동

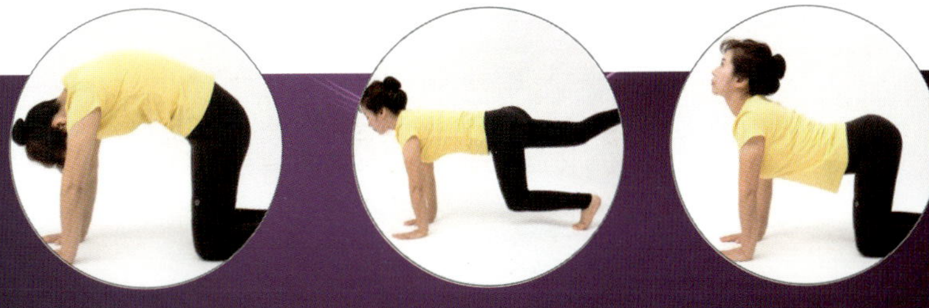

01 네발로 기는 자세에서 팔 다리 들어 올리기

⑴ 네발로 엎드려 기는 자세에서 시작한다.

⑵ 숨을 내 쉬면서 한쪽 팔과 반대편 다리를 바닥에 평행하게 뻗어 들어 올린 상태에서 5초간 유지한 후 숨을 들이 쉬면서 시작자세로 내려 놓는다.

⑶ 좌우 교대로 10회씩 2세트 반복 시행한다.

* 손목, 무릎 통증 환자는 이 동작을 피하도록 한다. 다리를 들었을 때 허리가 과도하게 젖혀지지 않고, 상체가 흔들리지 않도록 주의한다.

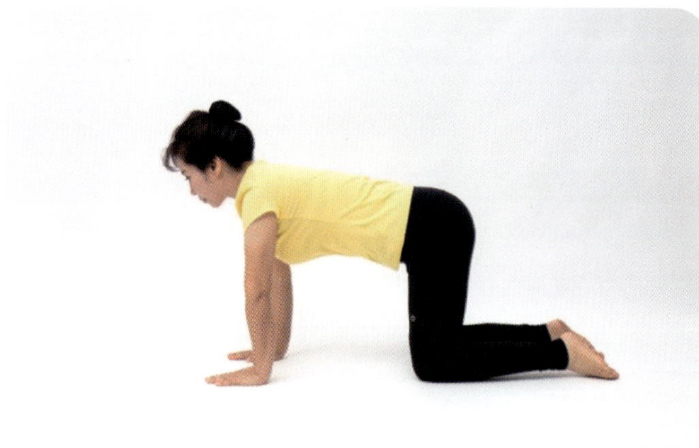

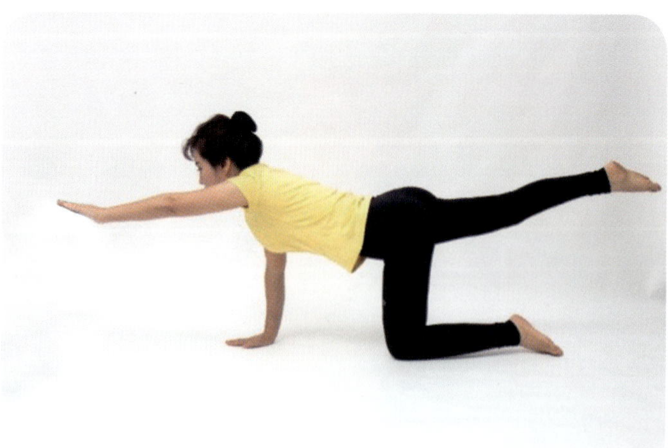

효과

이 동작은 복근과 엉덩이 근육이 강화될 뿐만 아니라 몸의 협응성 증진에도 많은 도움이 된다. 또한 어깨가 강화되는 효과도 있다.

주

등이 불룩하게 튀어나오지 않도록 팔로 바닥을 밀어내는 힘을 유지하면서 몸 속 심부 코어근육을 활성화시키고, 허리는 중립 자세를 유지하도록 한다.

02 네발로 기는 자세에서 무릎 들어 올리기

(1) 네발로 엎드려 기는 자세에서 시작한다.

(2) 숨을 내 쉬면서 발가락을 세워 바닥에 대고 체중을 유지하면서, 두 무릎을 바닥에서 약간 들어 올린 상태에서 5초간 유지한 후 숨을 들이 쉬면서 시작자세로 내려 놓는다.

(3) 좌우 교대로 10회씩 2세트 반복 시행한다.

* 무릎을 너무 높게 들지 않도록 하고, 무릎을 들 때 등이 구부정해 지지 않도록 주의한다.

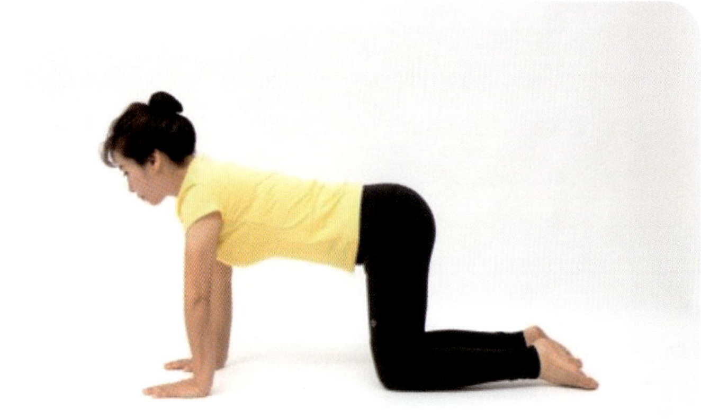

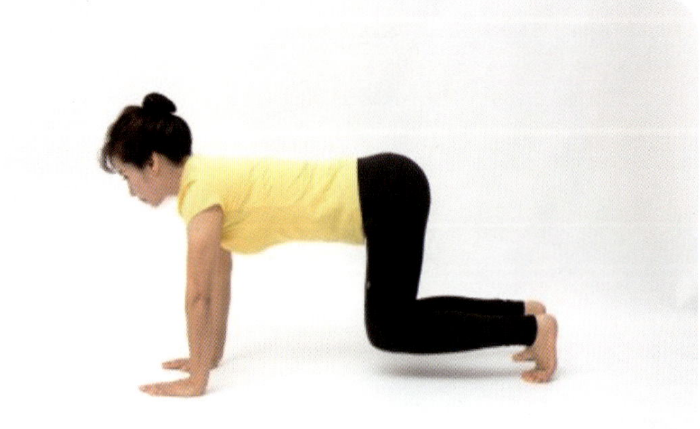

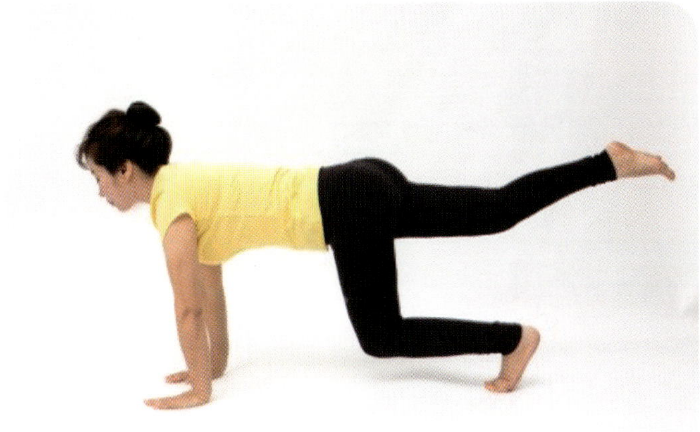

효과

코어근육을 비롯해 견갑대, 대퇴근, 척추기립근, 복근이 강화되면서 허리가 강해지는 효과가 있다.

주

몸 속 심부 코어근육을 활성화시켜 유지하고, 허리는 중립 자세를 유지하도록 한다. 이 자세가 익숙해 지면 한쪽 다리를 들어 올리는 동작도 취해 보도록 한다.

03 등 스트레치

(1) 네발로 기어가는 자세에서 시작한다.

(2) 숨을 내 쉬는 동안 머리를 아래로 숙이면서 배를 척추 쪽으로 잡아 당겨 등을 위로 구부정하게 만든 자세에서 5초간 유지한다. 그리고 나서 숨을 들이 쉬면서 머리는 들어 올리고 등을 아래로 당겨 내려 구부정하게 만든 자세에서 또 5초간 유지한다.

(3) 이 두 개의 동작을 연속으로 각 10회씩 반복 시행한다.

* 몸통이 좌우로 흔들려지거나, 골반이 전후 방향으로 움직임이 일어나지 않도록 한다.

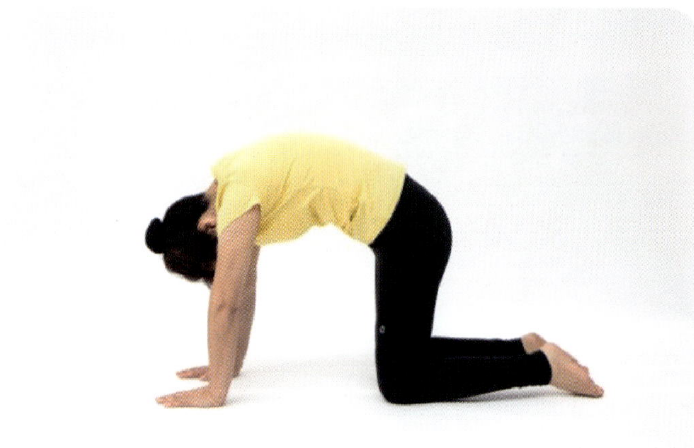

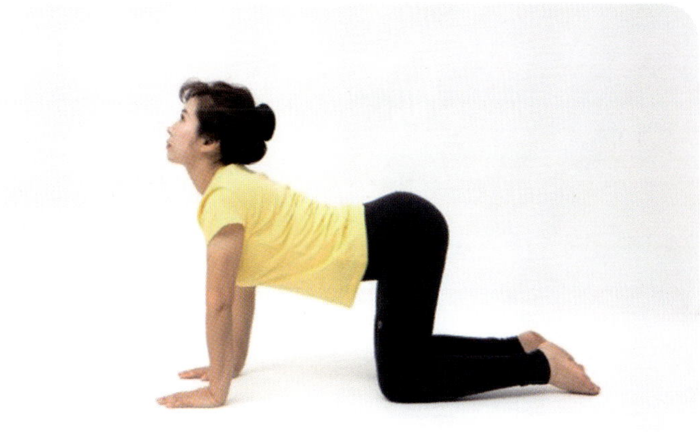

효과

척추에 전반적으로 좋은 운동으로서, 특히 유연성과 가동성이 증대하게 되면서 구부정한 어깨의 이상자세가 교정되고, 호흡도 원활해 진다.

주

두 팔은 어깨와 수직을 이루면서 양 손이 어깨 바로 아래 바닥에 놓여 있도록 하고, 두 다리는 골반과 직각을 이루도록 한다.

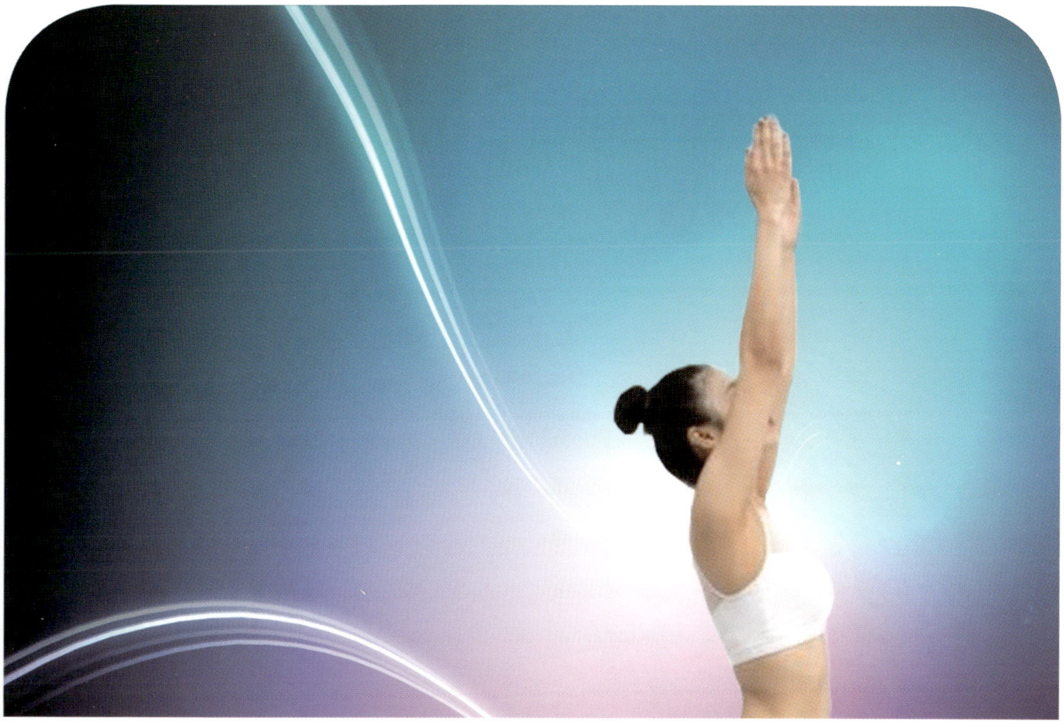

PART **4**

자세 별 코어근육 강화 운동 프로그램

(4) 옆으로 누운 자세에서 하는 운동

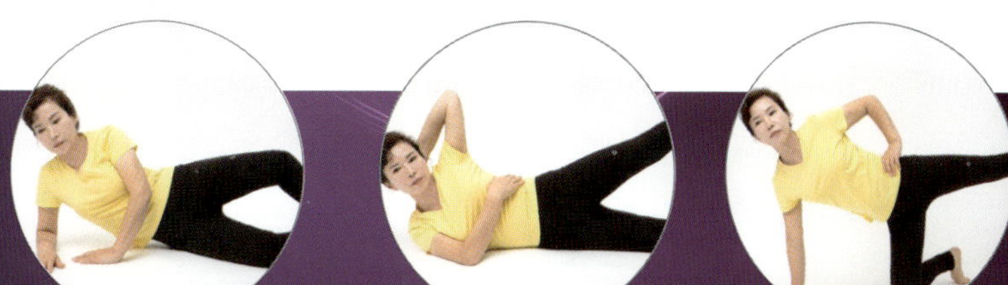

01 옆으로 누워 다리 들어 올려 내리기

(1) 팔을 굽혀 팔꿈치를 바닥에 대고 옆으로 누워 무릎은 100도 힙은 70도 정도로 굽힌 자세에서 시작한다.

(2) 양 발은 붙여둔 채 숨을 내 쉬면서 조개가 입을 벌리듯이 천천히 위쪽 무릎만 들어 올렸다가 숨을 들이 쉬면서 내려놓는다.

(3) 좌우 교대로 10회씩 2세트 반복 시행한다.

* 이 동작이 가능하면 이제는 발을 서로 약간 떨어뜨린 상태에서 같은 동작을 반복해 보도록 한다.
* 무릎을 들어 올릴 때 몸통에서 움직임이 일어나거나 골반이 돌아가지 않아야 한다.

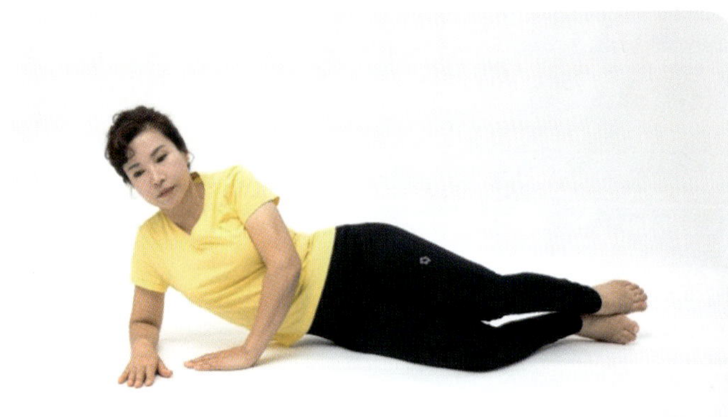

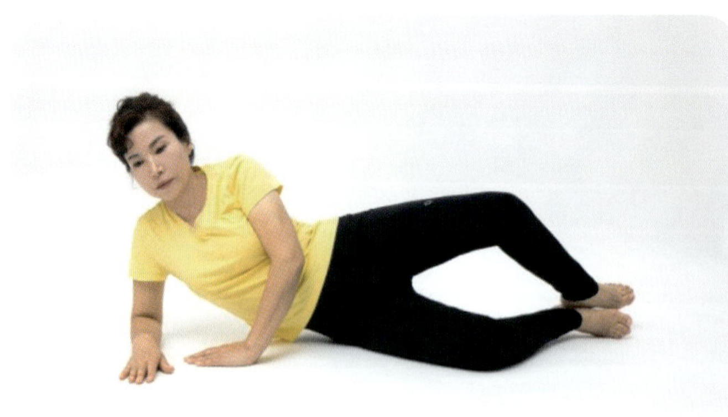

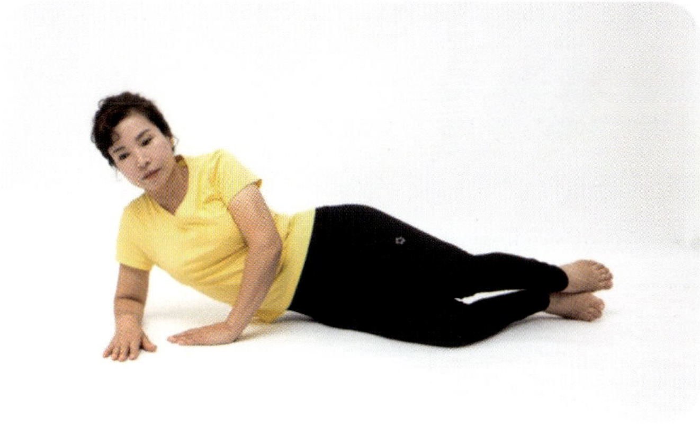

효과

엉덩이 근육과 허리근육을 강화시키고, 엉덩이관절 이완의 효과가 있다.

주

허리는 중립 자세를 유지시키고 있으면서 둔부와 등 깊숙한 곳에서 힘이 들어오는 것을 느끼도록 한다.

02 옆으로 누워 상체와 한쪽 다리 들어 올리기

(1) 위쪽 팔을 굽혀서 손을 머리에 대고, 다리를 뻗어 옆으로 누운 자세에서 시작한다.

(2) 숨을 내 쉬면서 위쪽 다리를 들어 올리면서 동시에 머리와 상체도 함께 들어 올렸다가, 숨을 들이 쉬면서 시작자세로 내려놓는다.

(3) 좌우 교대로 10회씩 2세트 반복 시행한다.

* 너무 급하게 다리와 상체를 들어 올리면 허리에 무리가 갈 수 있으니 조심하도록 한다. 상체는 들어 올리지 않고 머리만을 들어 올리는 일이 없도록 주의한다.

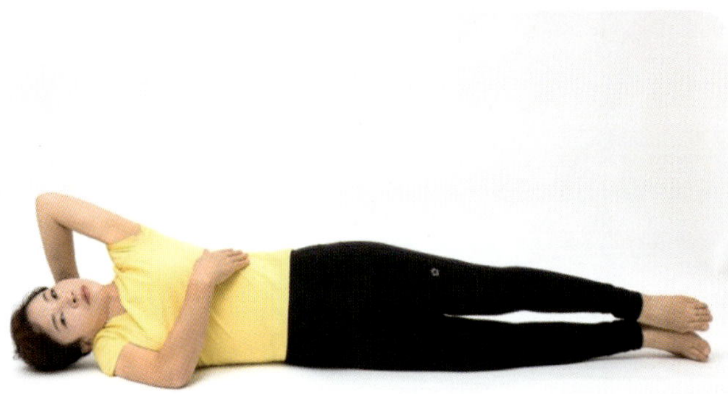

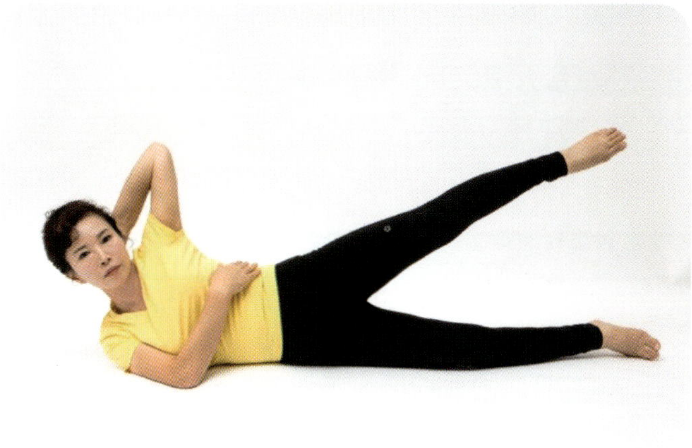

효과

코어근육, 다리근육, 복근, 그리고 엉덩이 근육이 강화되면서 허리를 강하게 해 주는 효과가 있다.

주

다리와 상체를 천천히 들어 올릴 때에 배에 힘을 주어 중심을 잡은 상태에서 몸의 중앙에서부터 움직임이 시작되도록 한다.

03 옆으로 누워 다리 들어 앞뒤로 움직이기

(1) 옆으로 누워 팔을 굽혀 손으로 머리를 베고, 다른 한 손으로는 몸 앞의 바닥을 짚어 몸을 고정시킨 자세에서 시작한다.

(2) 숨을 내 쉬면서 복부에 힘을 주고 팔로 바닥을 눌러 골반을 바닥에 견고하게 고정시킨 상태에서 위 다리를 바닥에서 약간 들어 올려 앞뒤로 천천히 움직인다.

(3) 좌우 교대로 10회씩 2세트 반복 시행한다.

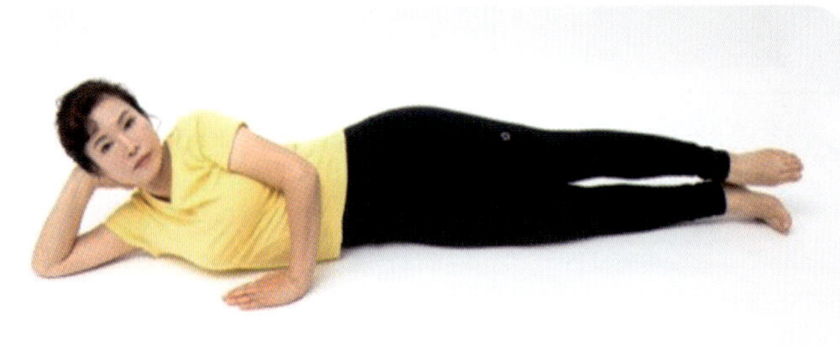

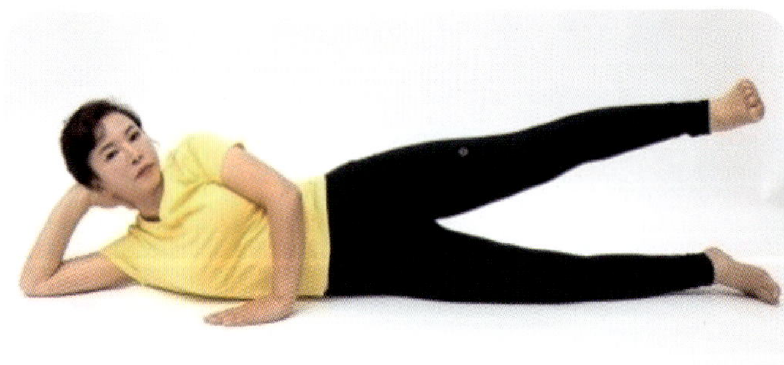

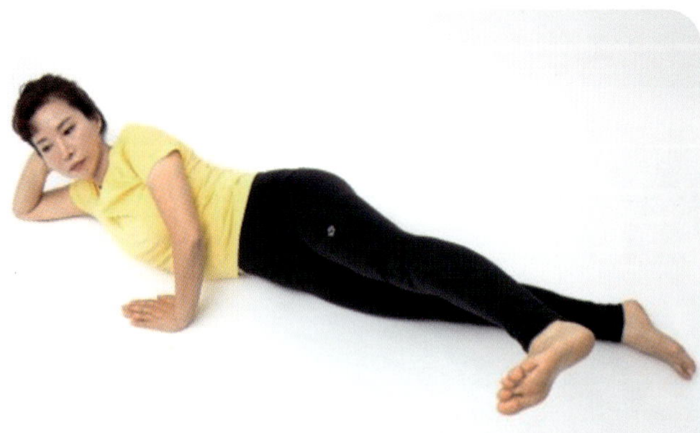

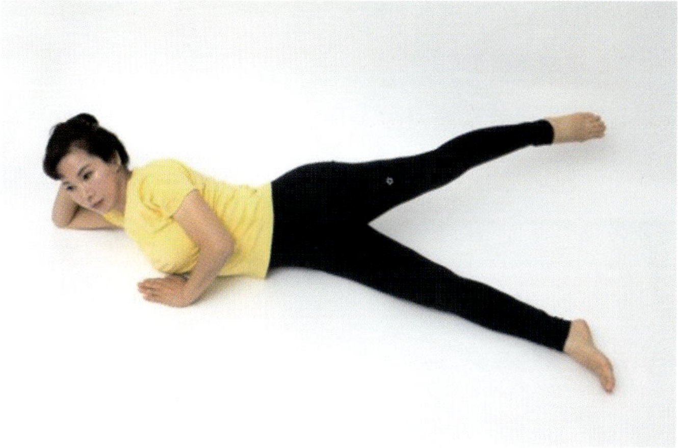

효과

코어근육, 다리근육, 배 근육, 엉덩이 근육이 강화되면서 허리가 튼튼해 진다.

주의

다리를 앞뒤로 흔들 때 상체에서 흔들리지 않도록 주의하도록 하며, 다리를 너무 급하거나 크게 움직이면 허리에 무리가 갈 수 있으니 주의하도록 한다.

주목

몸을 일직선으로 유지하고, 어깨에 힘이 들어가지 않도록 한 상태에서 심부 코어근육을 활성화시키면서 다리를 앞뒤로 천천히 움직인다. 이 동작의 전 과정 동안 정상적인 호흡을 유지하도록 한다.

04 옆으로 누워 두 다리 들어 올리기

(1) 옆으로 누워 아래 팔로 머리를 베고, 위쪽 손으로 몸 앞의 바닥을 짚어 몸을 고정시킨 자세에서 시작한다.

(2) 숨을 내 쉬면서 두 다리를 동시에 허벅지가 완전히 떨어질 정도로 바닥에서 천천히 들어 올려 5초간 유지한 후 숨을 들이 쉬면서 시작자세로 내려놓는다.

(3) 좌우 교대로 10회씩 2세트 반복 시행한다.

* 허리가 불편한 환자는 약간만 들어 올리도록 하고, 그래도 허리가 불편하면 이 동작을 피하는 것이 좋다.

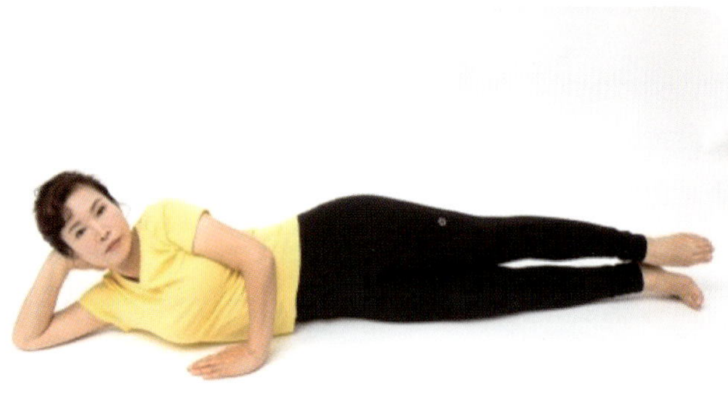

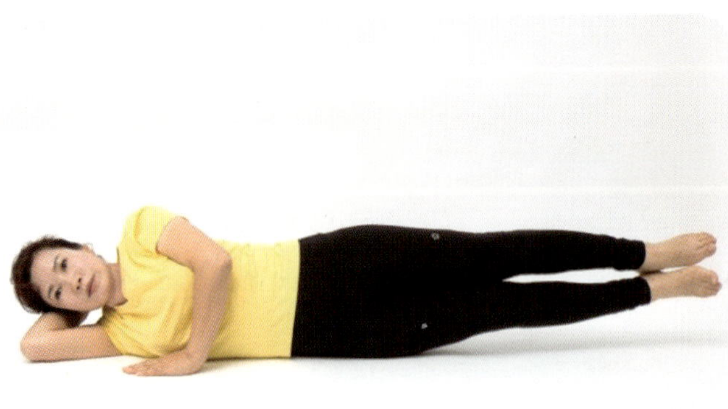

효과

코어근육, 다리근육, 배 근육과 엉덩이 근육이 동시에 강화되면서 허리가 강화되는 운동이다.

주

배에 힘을 주어 몸 속 코어근육을 활성화시켜 몸을 바닥에 견고하게 안정화시키고, 허리는 중립 자세를 유지하도록 한다.

05 옆으로 누워 골반 들어 올리기

(1) 팔을 굽혀 팔꿈치를 바닥에 대고, 두 다리는 펴서 골반을 바닥에 붙인 채 옆으로 누운 자세에서 시작한다.

(2) 숨을 내 쉬면서 팔꿈치와 종아리만 바닥에 닿게 한 상태에서 엉덩이를 들어 올려 5초간 유지한 후 숨을 들이 쉬면서 시작자세로 몸을 내려 놓는다.

(3) 좌우 교대로 10회씩 2세트 반복 시행한다.

* 어깨와 팔목에 문제가 있는 환자는 금기사항이다.

* 몸에서 흔들림이 발생하지 않도록 한다.

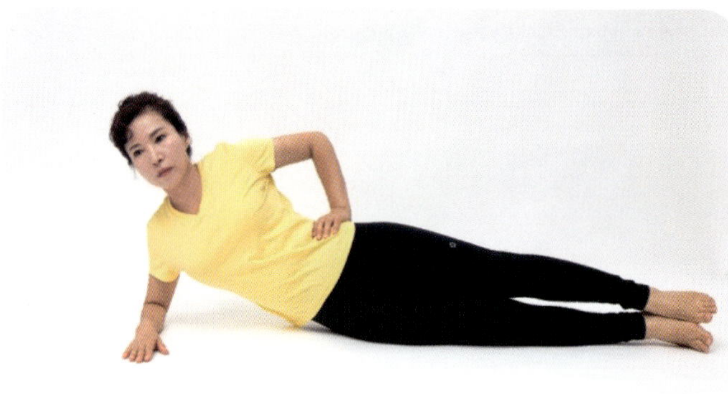

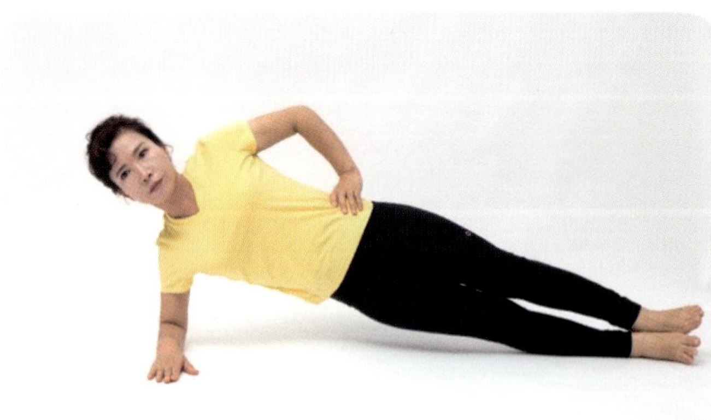

효과

코어근육과 몸통 측면 근육 강화에 도움이 되며, 따라서 허리가 튼튼해 지는 효과가 있다.

주

상체를 받치고 있는 팔을 어깨 바로 아래 바닥에 견고하게 유지시켜 어깨에 과도한 힘이 들어가지 않도록 한다. 몸은 대각선으로 일직선을 이루어야 한다.

06 무릎 꿇고 다리 들어 앞뒤로 움직이기

(1) 무릎을 꿇은 상태에서 한쪽 손으로 바닥을 짚어 상체를 옆으로 기울인 자세에서 시작한다.

(2) 숨을 내 쉬면서 다리를 바닥과 평행하게 골반 높이에서 옆으로 뻗어 올려 놓고, 앞 뒤로 천천히 움직여 준다.

(3) 좌우 교대로 10회씩 2세트 반복 시행한다.

* 손목이나 어깨에 통증이나 부상이 있는 환자는 이 동작을 피하도록 한다.

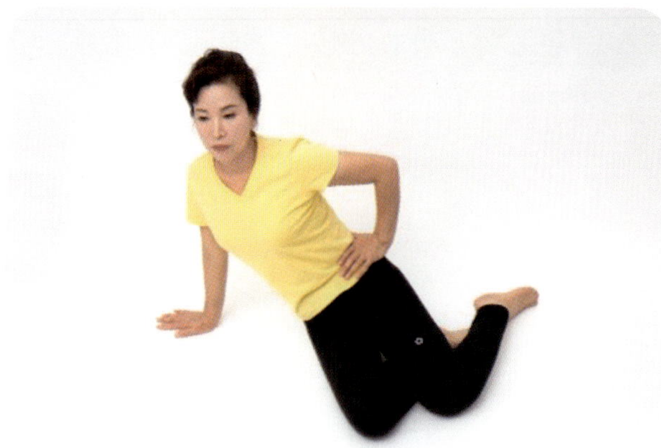

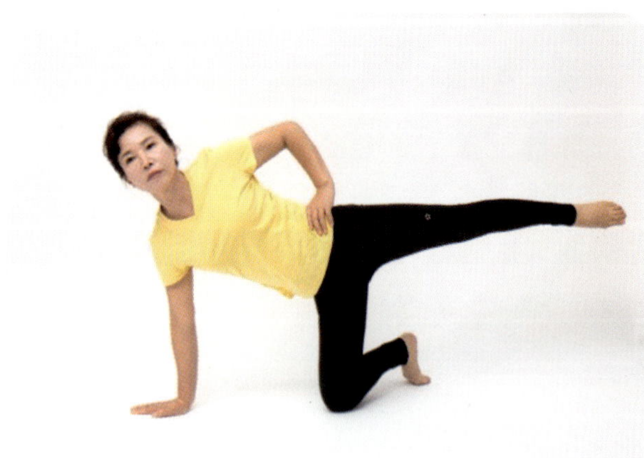

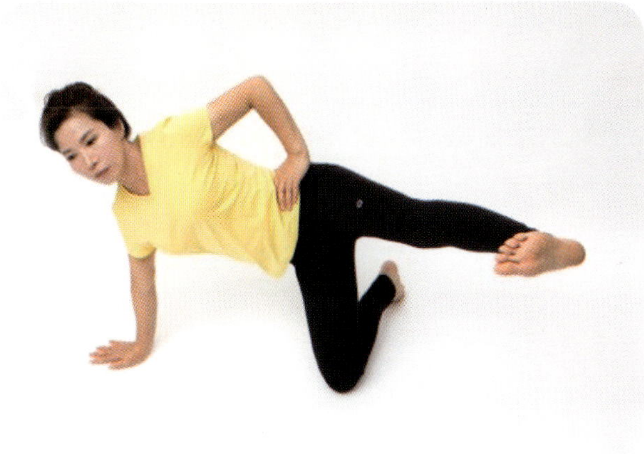

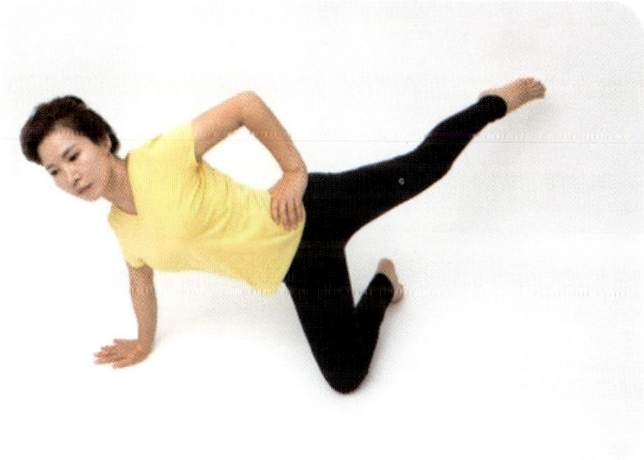

효과

엉덩이 근육과 복근을 비롯해 외측 허벅지 근육 강화에도 많은 도움이 되면서 허리도 강해진다.

주

팔은 어깨와 수직을 이루도록 해 두고, 복부에 힘을 주어 상체를 견고하게 안정화시켜 다리 동작 중 상체에서 흔들림이 일어나지 않도록 한다.
이 동작 전 과정 동안 정상 호흡을 유지한다.

07 옆으로 누워 팔 펴서 골반 들어 올리기

⑴ 팔을 굽혀 팔꿈치를 바닥에 대고, 두 다리는 펴서 골반을 바닥에 붙인 채 옆으로 누운 자세에서 시작한다.

⑵ 숨을 내 쉬면서 위쪽 팔은 옆으로 쭉 뻗은 다음 귀 옆 머리 위로 최대한으로 뻗어 올리면서 몸통이 곡선이 되도록 골반을 최대한 들어 올려준 다음 숨을 들이쉬면서 시작자세로 내려온다.

⑶ 좌우 교대로 10회씩 2세트 반복 시행한다.

* 손목과 어깨에 통증이 있는 환자는 금기사항이다.

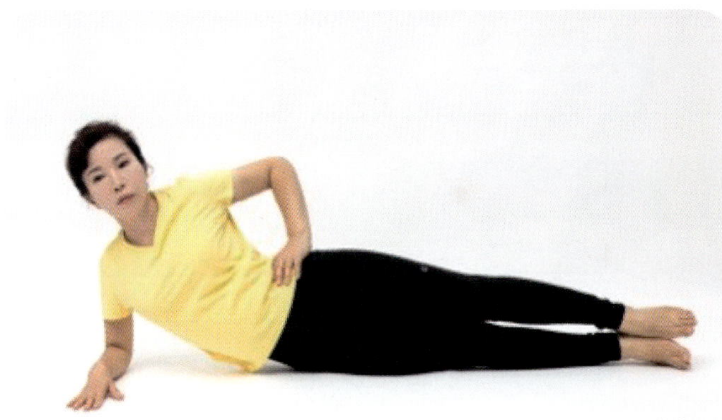

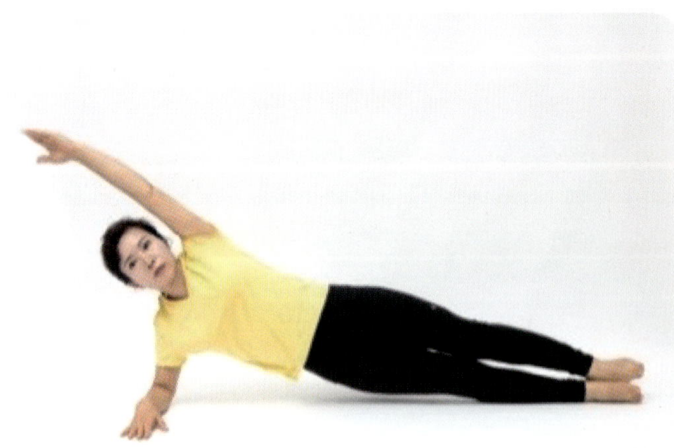

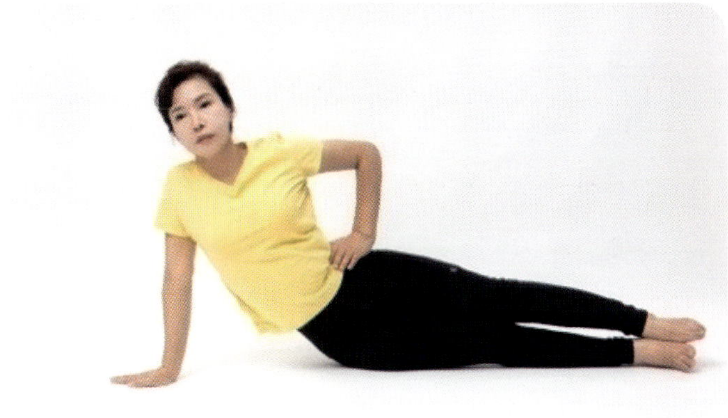

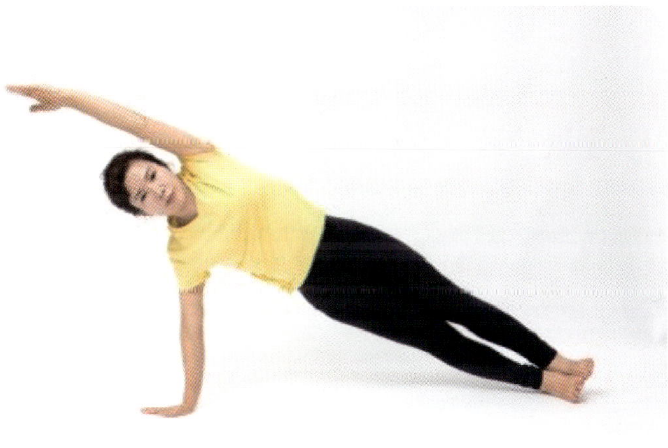

효과

견관절이 강화되면서 어깨가 안정화된다. 그리고 복근이 강화되고 허리에 유연성이 증대되며, 균형감각이 개선되는 효과가 있다.

주

바닥에 지탱하는 팔은 어깨와 수직을 이루면서 바닥을 밀어내는 듯한 힘을 유지한다. 이 동작이 익숙해 지면 팔꿈치를 펴고 손바닥으로 바닥을 지지한 자세에서도 시행해 보도록 한다.

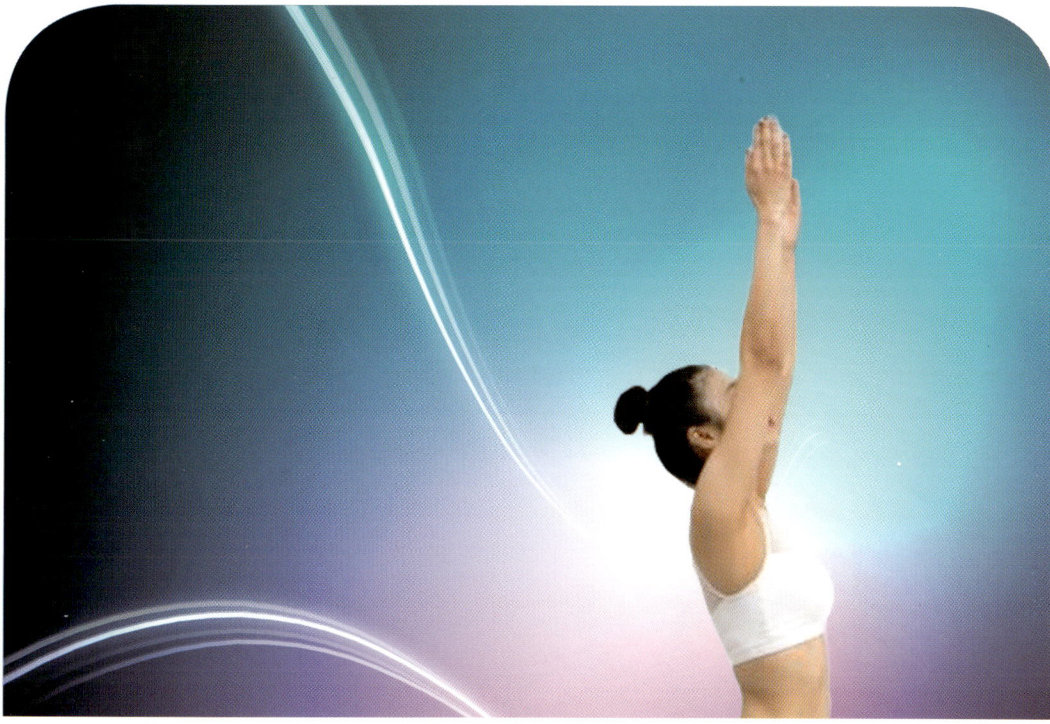

PART 4

자세 별 코어근육 강화 운동 프로그램

(5) 선 자세에서 하는 운동

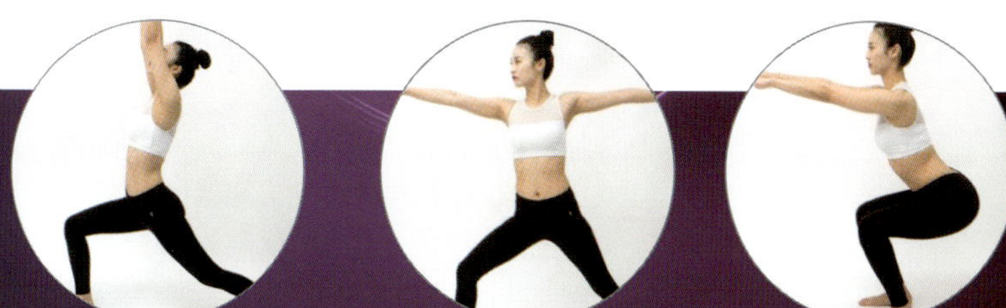

01 팔을 들어 올린 전사자세

(1) 두 다리를 약간 벌리고 똑 바로 선 자세에서 시작한다.

(2) 한쪽 발을 앞으로 멀리 내 디뎌 90도로 굽히면서 동시에 두 손은 손바닥을 서로 붙인 채 천장을 향해 머리 위로 들어 올려 10초간 유지한다.

(3) 좌우 교대로 10회씩 2세트 반복 시행한다.

(4) 상체는 뒤로 젖혀지지 않고 바닥과 수직을 이루어야 하며, 몸이 흔들리지 않도록 다리에 힘을 주어 바닥에 견고하게 안정시키도록 한다.

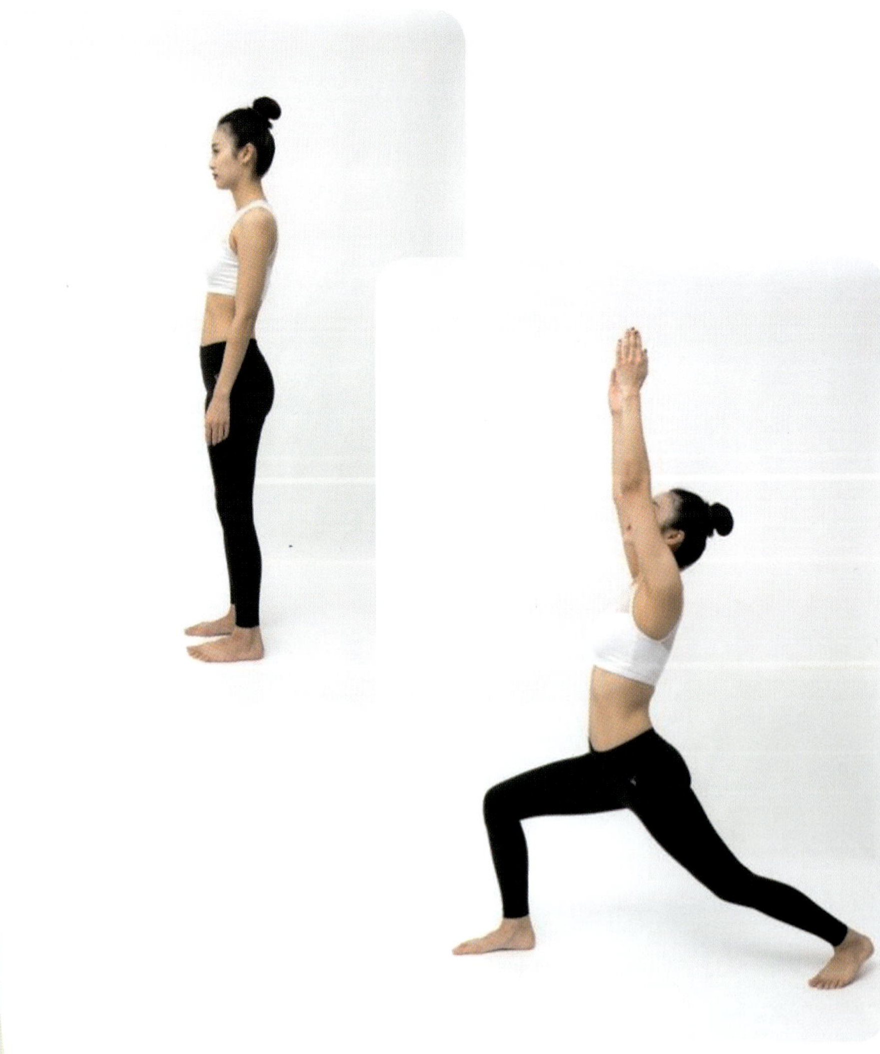

효과

코어근육과 다리 근육은 강화되고, 장요근은 스트레칭이 됨과 동시에 몸의 균형 감각이 증대된다. 또한 상체가 바로 펴지면서 호흡이 원활해 지는 효과도 있다.

주

이 동작의 전 과정 동안 정상 호흡을 유지한다. 양 팔을 최대한으로 뻗어 올려 척추를 최대한 늘리며 앞 다리에 체중이 더 많이 실리도록 한다. 시선은 손가락 끝을 응시한다.

02 두 팔 앞뒤로 뻗은 전사자세

⑴ 두 다리는 약간 벌리고 바로 선 자세에서 시작한다.

⑵ 양 팔을 어깨 높이에서 몸 양 옆으로 벌려 놓고, 한쪽 발을 앞으로 멀리 내 디뎌 90도로 굽히면서 동시에 몸을 90도 옆으로 돌리고, 시선은 전방 손 끝을 응시한다.

⑶ 이 자세에서 10초간 유지하며, 좌우 교대로 10회씩 2세트 반복 시행한다.

* 상체는 뒤로 젖혀지지 않고 바닥과 수직을 이루어야 하며, 몸이 흔들리지 않도록 다리에 힘을 주어 바닥에 견고하게 안정시키도록 한다.

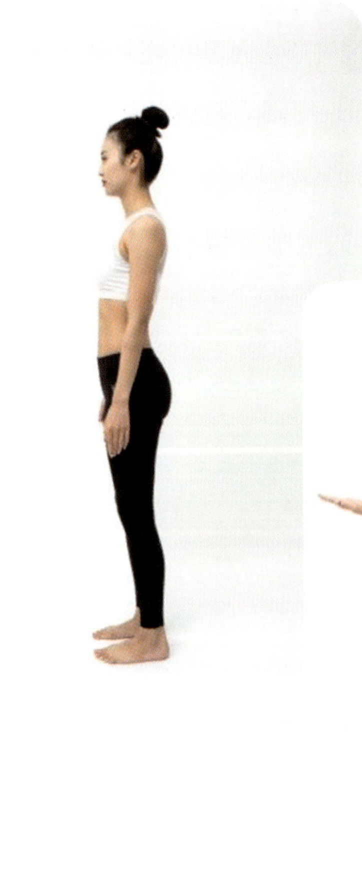

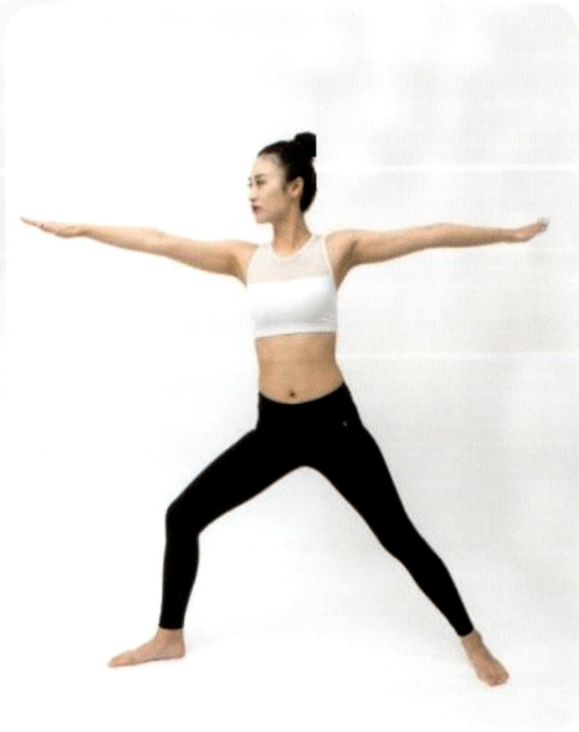

효과

코어근육과 다리 근육을 강화됨과 동시에 장요근은 스트레칭이 되면서 몸에 균형 감각이 증대된다. 또한 상체가 바로 펴지면서 호흡이 원활해 지는 효과도 있다.

주

이 동작의 전체 과정 동안 정상 호흡을 유지한다. 앞 다리에 체중이 더 실리도록 하며, 앞 발은 전방을 향하고 뒤 발은 옆으로 향하게 한다. 양 팔은 최대한으로 뻗어 가슴이 펴지게 하면서 바닥과 평행을 이루게 한다.

03 스쿼트 자세

(1) 두 발을 어깨 너비만큼 벌리고 바로 선 자세에서 시작한다.

(2) 숨을 내 쉬면서 양 팔을 펴서 앞으로 뻗고, 엉덩이를 살짝 뒤로 빼면서 몸을 아래로 내린 상태에서 10초간 유지한 다음, 숨을 들이 쉬면서 시작자세로 일어선다.

(3) 10회 시행하도록 하며, 2세트 반복 시행한다.

* 무릎 통증이 있는 환자는 이 자세를 피하도록 한다. 무릎이 발가락보다 앞으로 나오지 않도록 주의 한다.

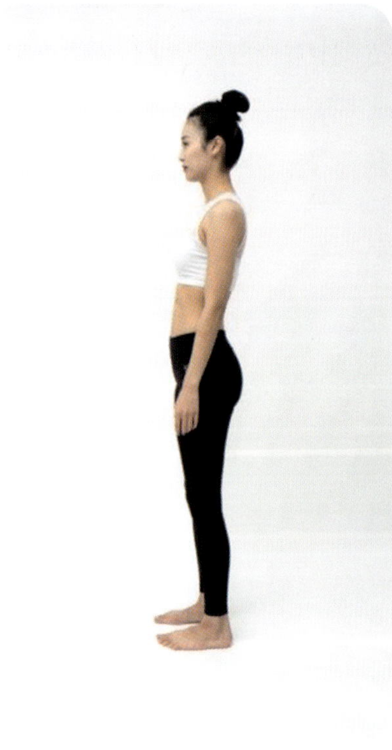

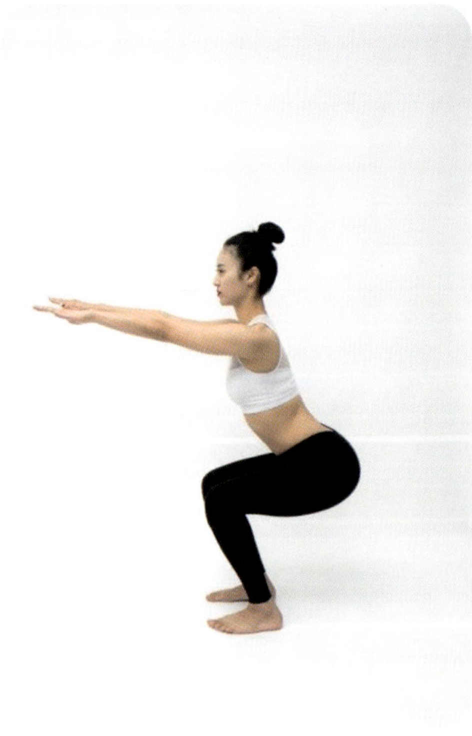

효과

코어근육은 물론 다리 근육과 척추기립근이 강화되면서 허리가 강해진다.

주

이 동작 전 과정 동안 정상 호흡을 유지한다.

양 팔과 허벅지는 바닥과 평행을 이루고, 상체는 바닥과 수직을 이루도록 한다.

배에 힘을 주어 코어근육을 활성화시키도록 하며, 다리에 강한 힘을 주어 발이 바닥에 견고하게 안착되도록 한다.

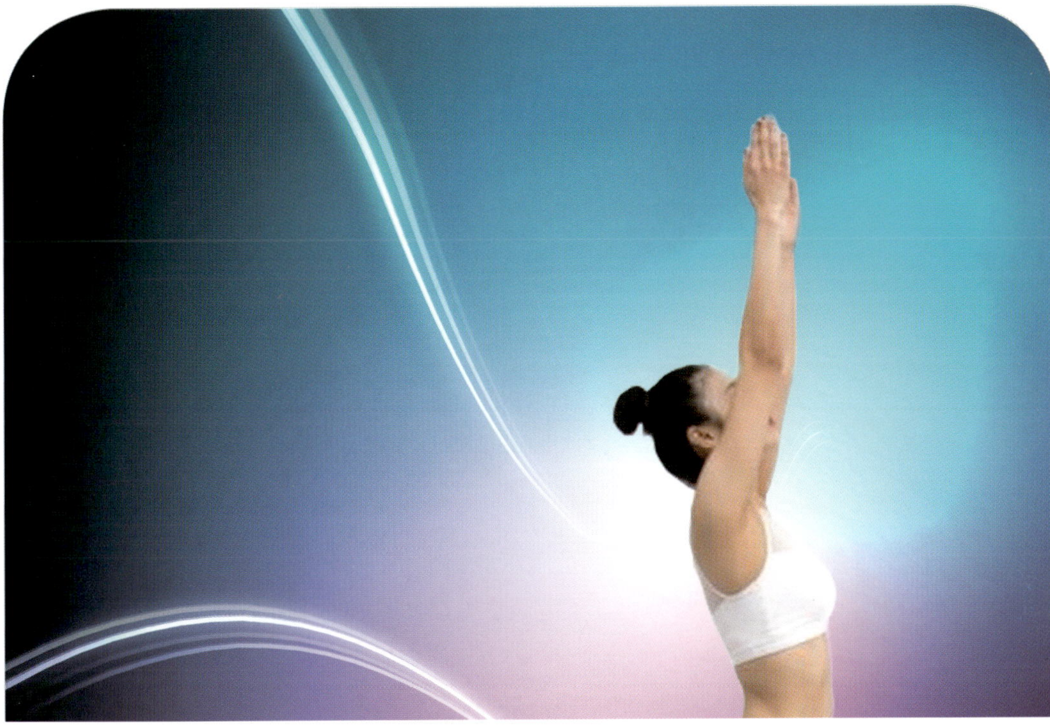

PART 5

균형 감각 개선을 위한 운동 프로그램

선 자세에서 하는 운동

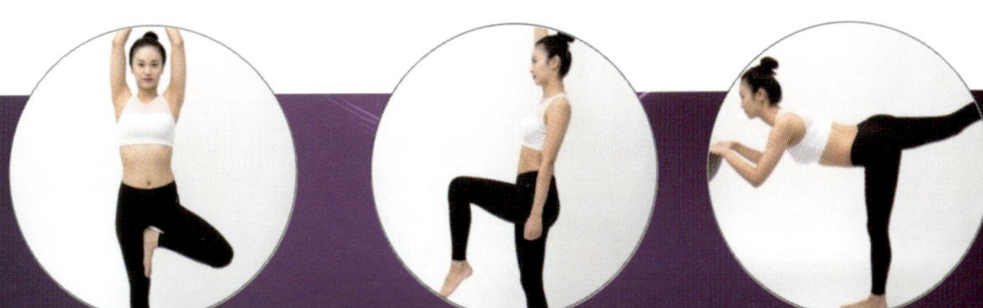

01 한쪽 다리로 서기

(1) 두 발을 모으고 바르게 선 자세에서 시작한다.

(2) 한 손으로 같은 쪽의 발목을 잡고 발을 반대편 허벅지 안쪽에 갖다 놓는다. 한쪽 다리에 체중을 싣고 균형을 잡으면서, 숨을 들이 쉬는 동안 두 손을 모아 천장을 향해 머리 위로 들어올린다.

(3) 이 자세를 가능한 만큼 유지하고, 좌 우 교대로 5회씩 반복 시행한다.

* 고혈압이나 발목과 무릎 부상이 있는 환자는 이 동작을 피하도록 한다. 균형을 잘 잡아 넘어지지 않도록 주의한다.

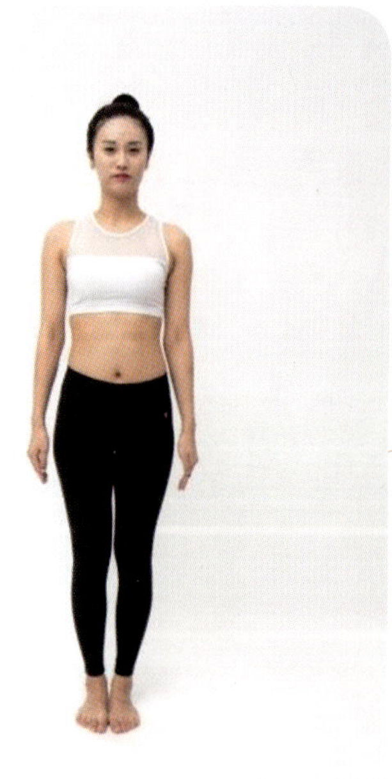

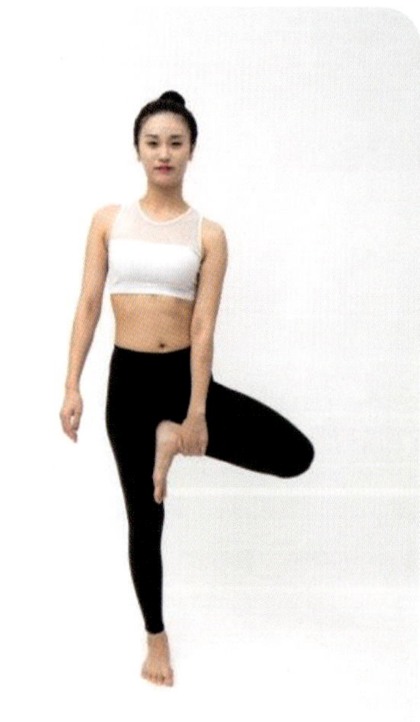

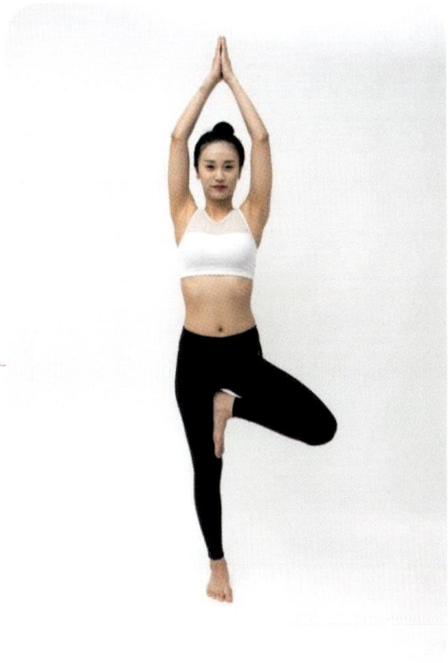

효과

균형감각과 정신 집중력을 높여 주고, 동시에 다리의 근력도 증대시켜 준다. 또한 가슴과 상체가 바로 펴지면서 호흡이 원활해 지는 효과도 있다.

주

균형을 잡기 어려우면 벽에 손을 기대고 하도록 한다. 이 동작이 익숙해지면 상체를 앞으로 약간 기울이는 자세를 취해 보도록 한다.

02 서서 다리 뒤로 들어 올리기

(1) 두 발을 모으고 똑 바로 선 자세에서 시작한다.

(2) 한 손으로 같은 쪽의 발목을 잡고 엉덩이 쪽으로 당긴다. 숨을 들이 쉬면서 좌측 팔을 천장을 향해 머리 위로 뻗어 올리고, 내 쉬면서 발을 위로 차 올리면서 상체를 전방으로 기울인다.

(3) 이 자세를 가능한 만큼 유지하고, 좌 우 교대로 5회씩 반복 시행한다.

* 고혈압 환자는 이 동작을 피하도록 하고, 허리에 통증이 있는 환자는 다리를 너무 많이 들어 올리지 않도록 한다.

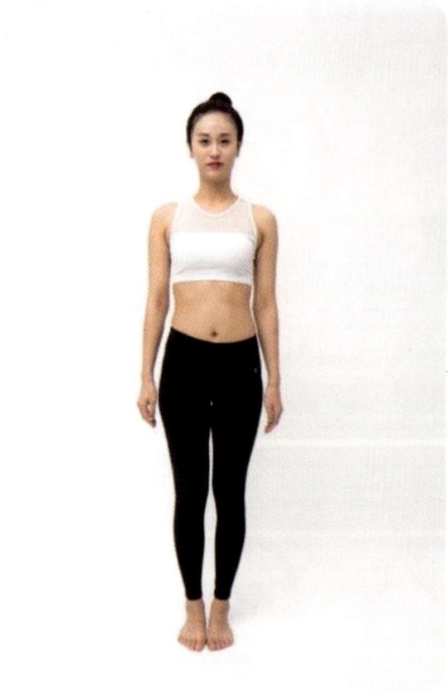

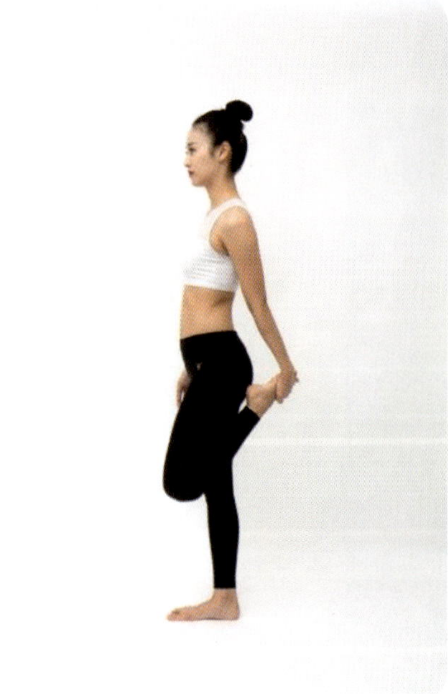

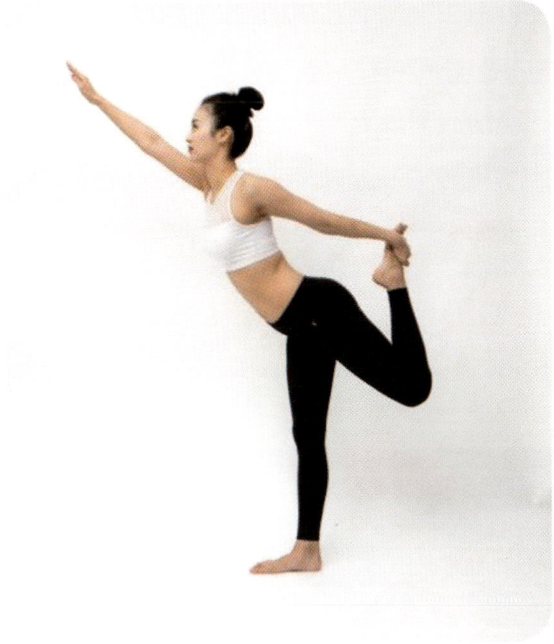

효과

다리와 어깨 그리고 코어근육이 강화되고, 동시에 정신 집중력과 함께 균형감각도 함께 발달하게 된다.

주

좌측 다리 허벅지에 강한 힘을 주어 다리를 완전하게 펴고, 발은 바닥에 아주 견고하게 누른다. 척추는 최대한 뻗고, 고르게 호흡을 하도록 한다.

03 서서 반대편 팔다리 들어 올리기

⑴ 두 다리를 어깨 너비만큼 벌리고, 바로 선 자세에서 시작한다.

⑵ 한쪽 팔을 천장을 향해 머리 위로 높이 들어 올리면서 동시에 반대편 다리도 90도로 굽혀 들어 올렸다가 시작자세로 내려 놓는다.

⑶ 이 자세를 가능한 만큼 유지하고, 좌 우 교대로 5회씩 반복 시행한다.

* 상체가 흔들리거나 한쪽으로 기울어지지 않도록 주의한다.

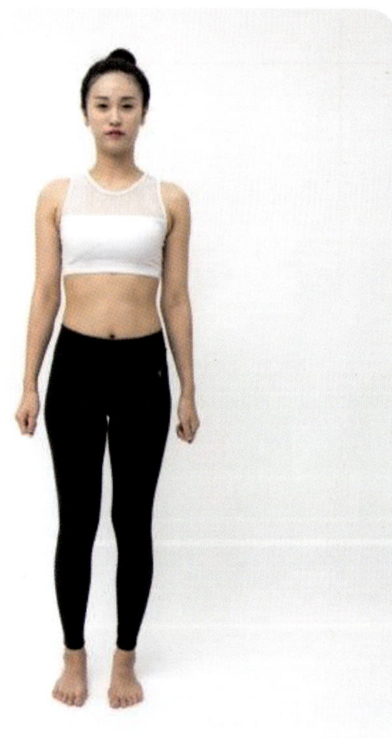

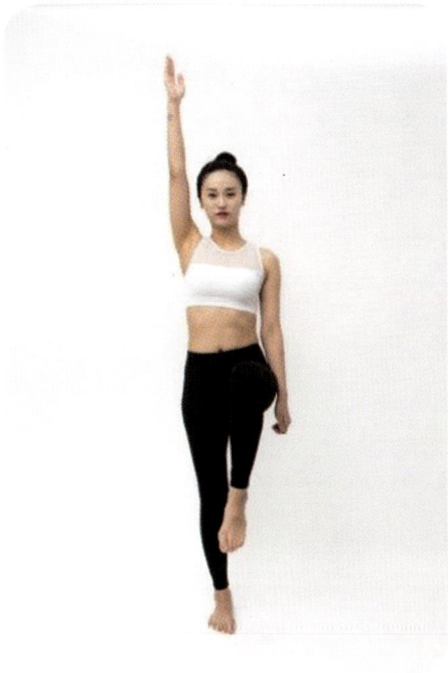

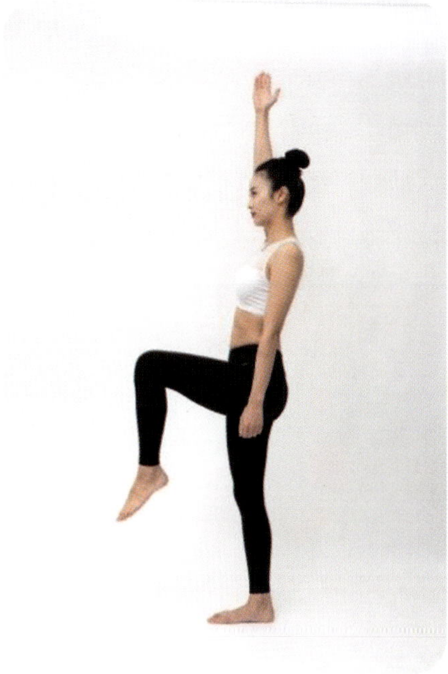

효과

코어근육과 등 근육을 비롯해 다리 근육이 함께 강화되면서 균형감각 능력이 한층 개선되고, 정신 집중력 또한 많이 증대되는 효과가 있다.

주

허리는 바로 펴고, 배에 힘을 주어 몸에 중심을 잘 잡아야 한다.

04 서서 다리 굽혀 상체 돌리기

⑴ 양 팔을 어깨 높이에서 몸 양 옆으로 벌려 놓고, 두 다리는 약간 벌리고 바로 선 자세에서 시작한다.

⑵ 한쪽 다리를 무릎을 90도로 굽혀 들어 올리고 동시에 두 팔과 함께 상체를 그 방향으로 회전시켰다가 시작자세로 되돌아 온다.

⑶이 자세를 가능한 만큼 유지하고, 좌 우 교대로 5회씩 반복 시행한다.

* 다리를 들어 올릴 때 척추가 굽어지지 않고 바닥과 수직을 이루도록 하고, 몸에서 움직임이 일어나지 않도록 주의한다.

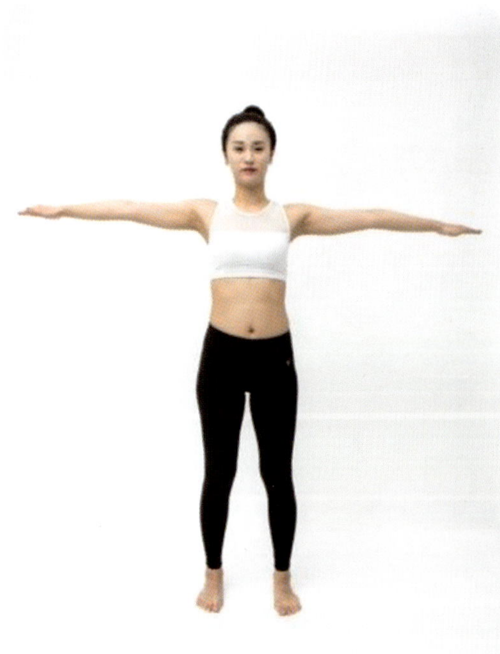

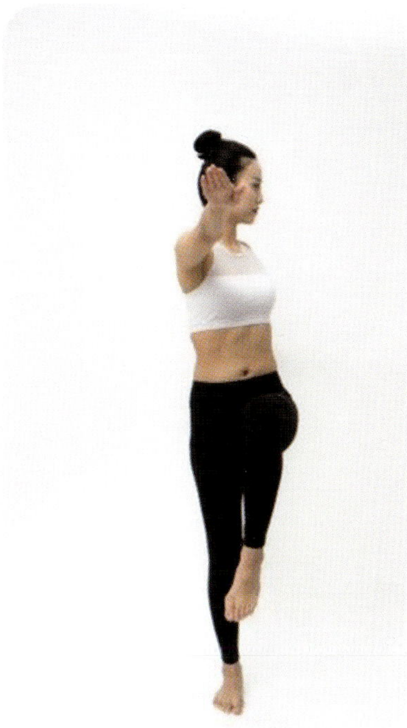

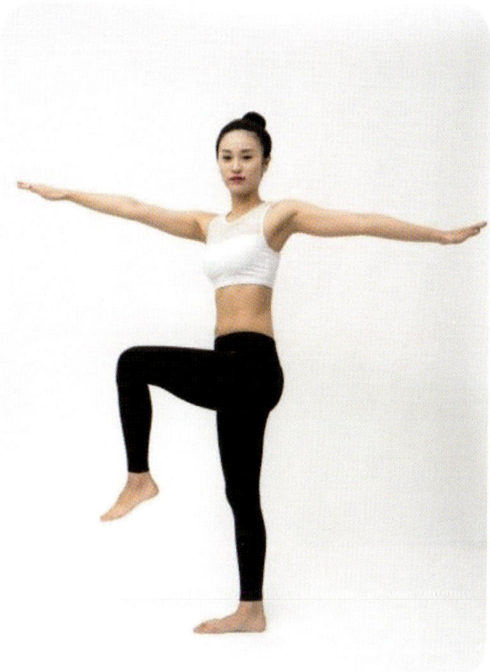

효과

코어근육과 등 근육을 비롯해 다리 근육이 함께 강화되면서 균형감각 능력이 한층 개선되고, 정신 집중력 또한 많이 증대되는 효과가 있다.

주

숨을 내쉴 때 배에 힘을 주어 몸 속 심부 코어근육을 활성화시킨다. 이 동작의 움직임은 팔과 다리가 아니라 몸의 중심에서 시작되어야 한다.

05 선 자세에서 상체 숙여 팔 다리 교차시키기

(1) 손가락을 서로 깍지 끼워 머리 뒤 부위에 두고, 두 다리를 어깨 너비만큼 벌리고 바로 선 자세에서 시작한다.

(2) 숨을 내 쉬면서 한쪽 무릎을 굽혀 들어 올리면서 상체를 그 무릎을 향해 비틀어 내려 팔꿈치와 무릎이 서로 맞닿게 한 다음 숨을 들이 쉬면서 시작자세로 되돌아 온다.

(3) 좌우 교대로 10회씩 2세트 반복 시행한다.

* 상체를 아래로 내릴 때 손으로 머리를 당겨 내리지 않도록 한다. 허리 디스크 환자는 이 동작을 피하도록 한다.

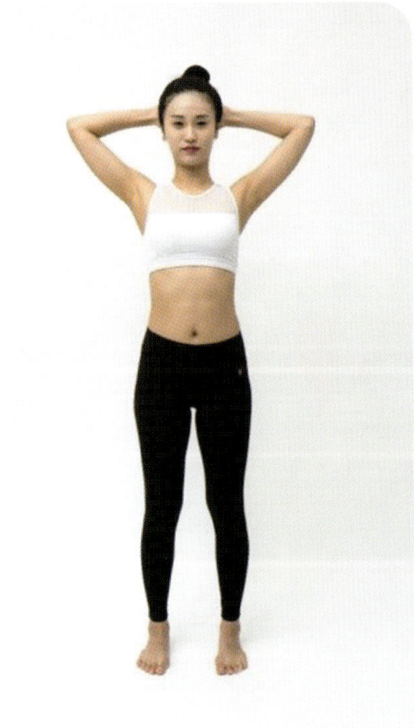

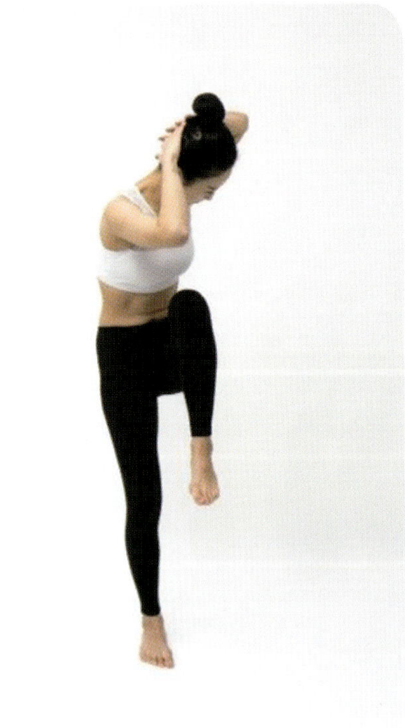

효과

코어근육과 복근이 강화됨과 동시에 몸이 유연해지면서 균형감각이 개선되는 효과가 있다.

주

몸의 중심에서 움직임이 시작되어야 하고, 무릎과 팔목이 몸의 중심에서 서로 교차하도록 하는 것이 중요하다.

06 상체 옆으로 굽혀 팔 다리 펴기

(1) 두 다리를 어깨 너비만큼 벌리고, 양 팔은 몸 옆에 나란히 둔 채 바로 선 자세에서 시작한다.

(2) 한쪽 다리에 무릎을 굽혀 체중을 실으면서, 같은 쪽의 손으로 어깨 바로 아래 바닥을 짚는다.

(3) 다리를 완전하게 펴 체중을 유지하면서 동시에 반대편 다리를 바닥과 평행하게 들어 올린다. 팔은 천장을 향해 뻗어 올리고 시선은 그 손 끝을 응시한다.

(4) 이 자세를 가능한 만큼 유지하고, 좌 우 교대로 5회씩 반복 시행한다.

* 이 자세는 심도가 있으므로 고혈압이나 혈압이나 디스크에 문제가 있는 환자는 이 동작을 피하는 것이 좋다.

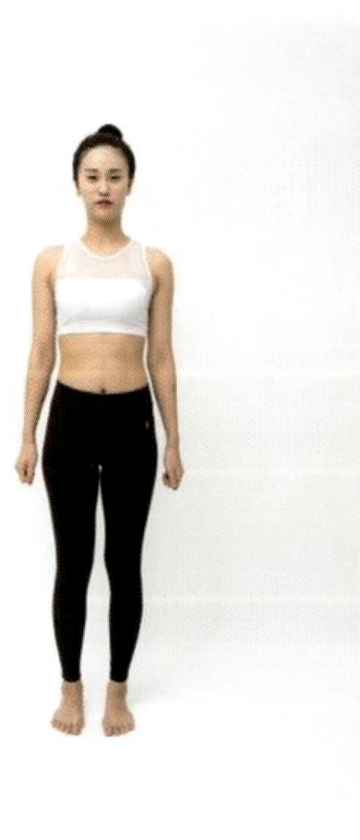

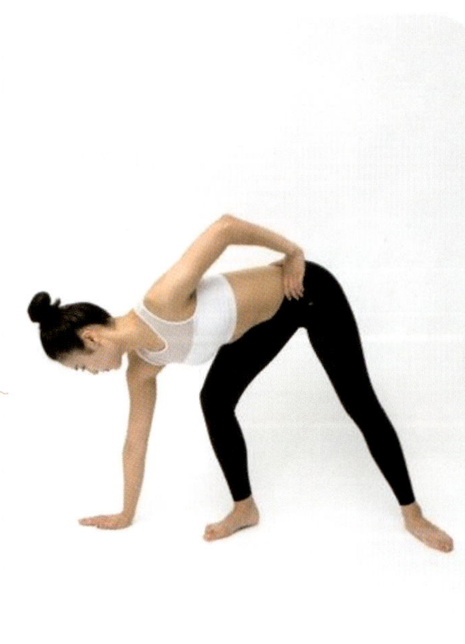

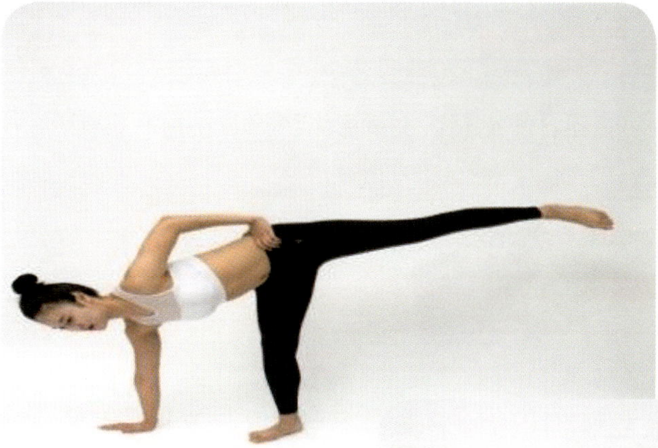

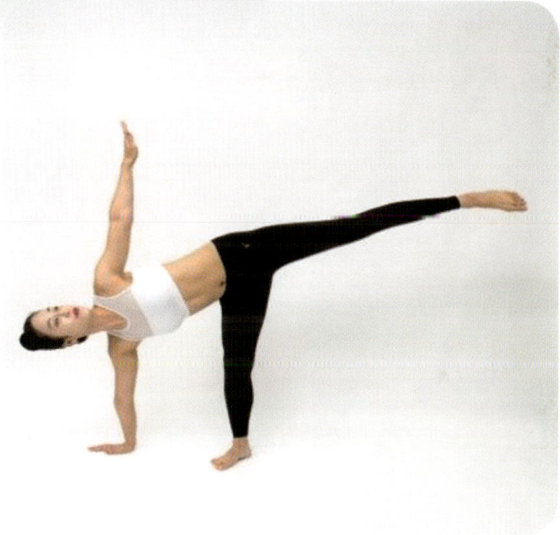

효과

다리 관절을 강하게 하면서 동시에 힙을 스트레칭시켜 준다. 어깨와 가슴이 스트레칭되고, 코어 근육의 안정성이 개선된다. 이 자세는 높은 균형 감각이 요구되므로 정신 집중력 또한 많이 개선되는 효과가 있다.

주

다리는 상체와 함께 바닥과 평행을 이루도록 하고, 양 팔은 바닥과 일 수직선 상에 놓이도록 한다.

07 양 팔 옆으로 펴고 상체 앞으로 굽히기

(1) 두 발을 모으고 바르게 선 자세에서 시작한다.

(2) 한쪽 무릎을 90도로 굽혀 들어 올리고, 양 팔은 어깨 높이에서 몸 양 옆 혹은 전방을 향해 뻗는다. 숨을 내쉬면서 굽힌 다리를 뒤로 펴서 바닥과 평행하게 뻗어 주고, 상체를 양 팔과 함께 바닥을 향해 앞으로 숙인다.

(3) 이 자세를 가능한 만큼 유지하고, 좌 우 교대로 5회씩 반복 시행한다.

* 허리 통증이 있는 환자는 이 동작을 피하는 것이 좋다.

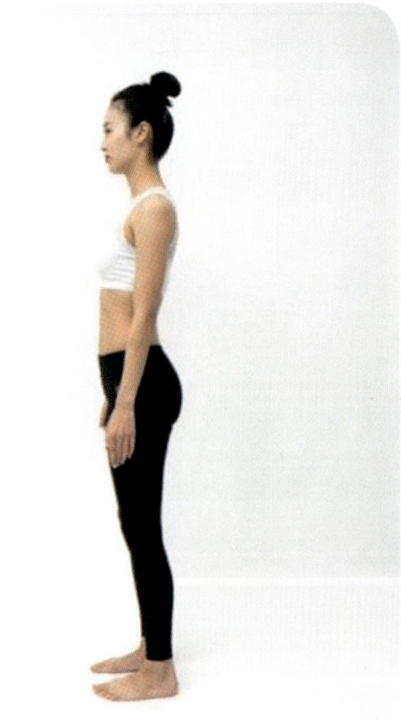

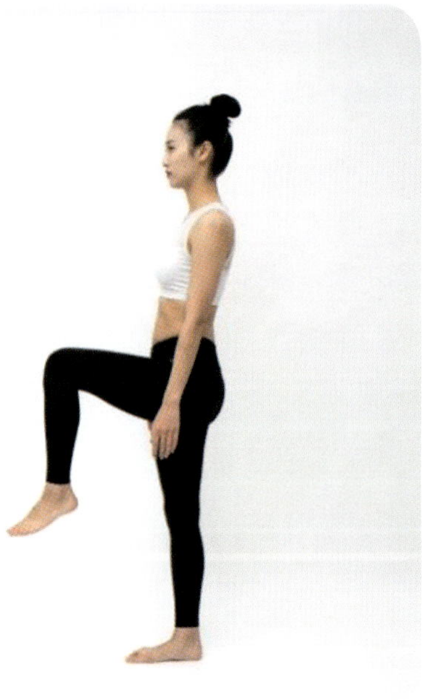

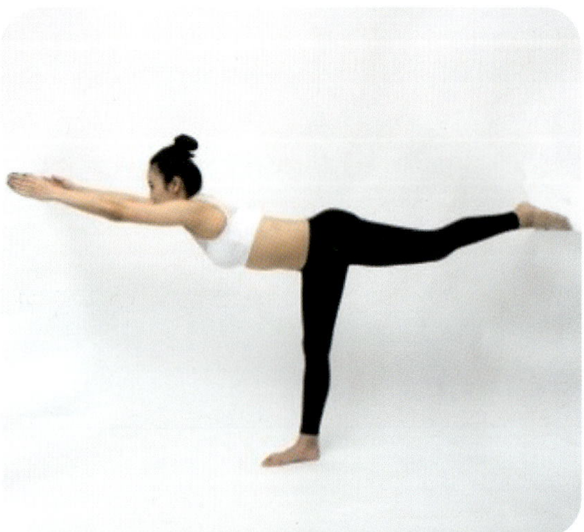

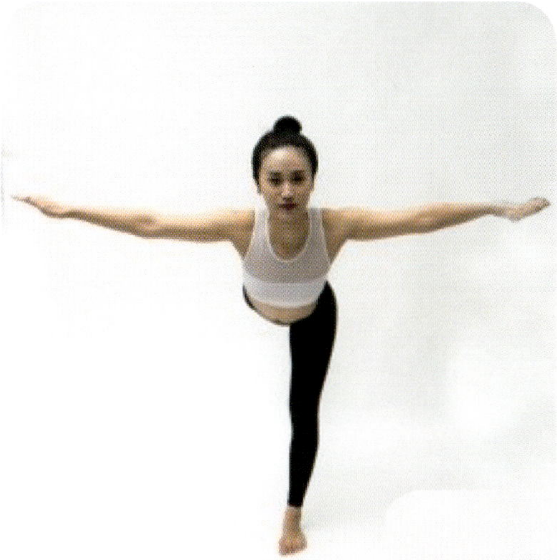

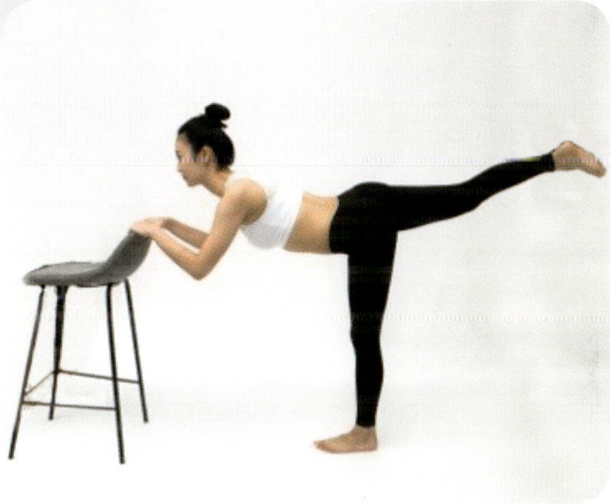

효과

코어근육과 등 근육을 비롯해 다리 근육이 강화되고, 균형능력이 한층 증대되고, 정신 집중력 또한 많이 개선된다.

주

복부에 힘을 주어 허리가 굽혀지지 않도록 하고, 상체와 양 팔 그리고 들고 있는 다리가 바닥과 수평을 이루도록 한다.

이 자세가 어려우면 벽이나 의자를 잡고 연습하도록 하며, 다리도 무릎을 굽혀 반만 들어 올리는 자세를 권한다.

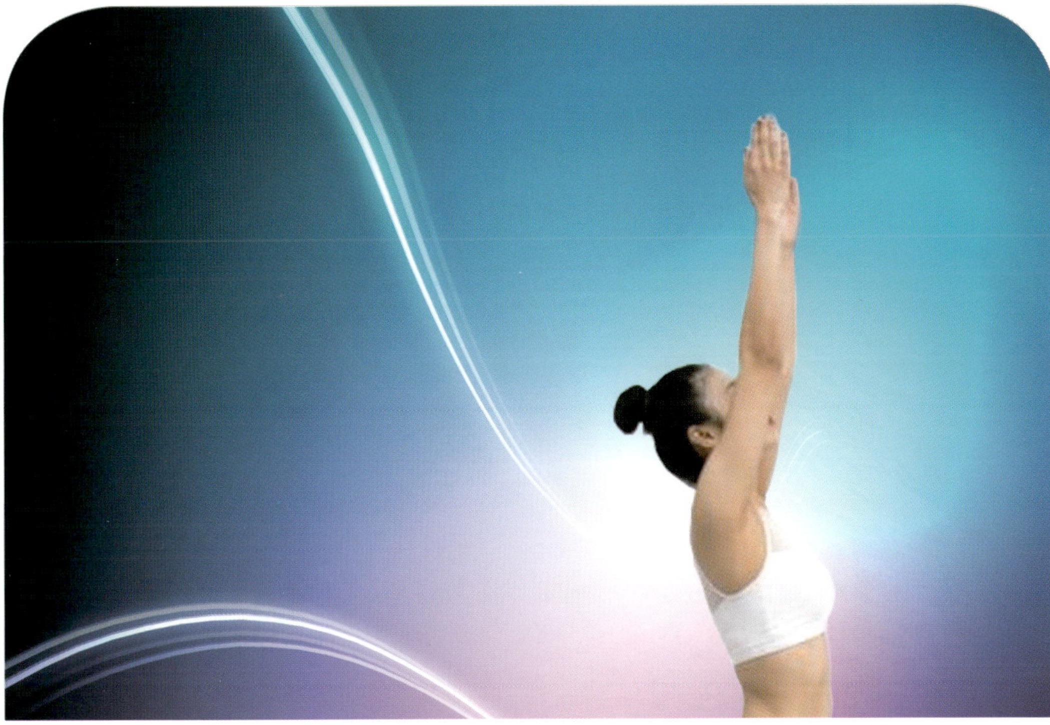

PART 6

몸을 바르게 하는 테이핑 요법

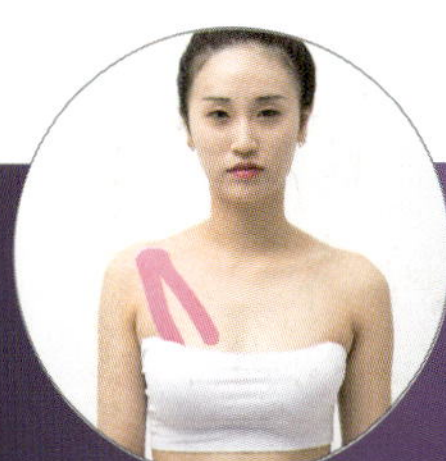
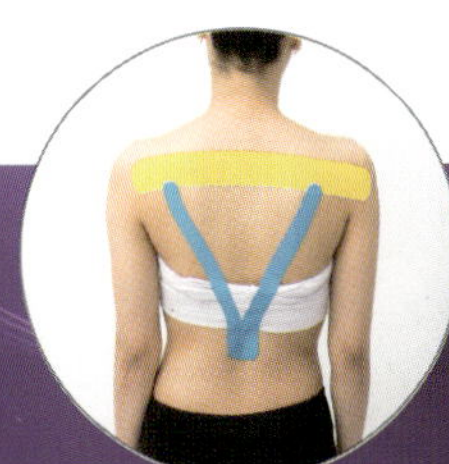
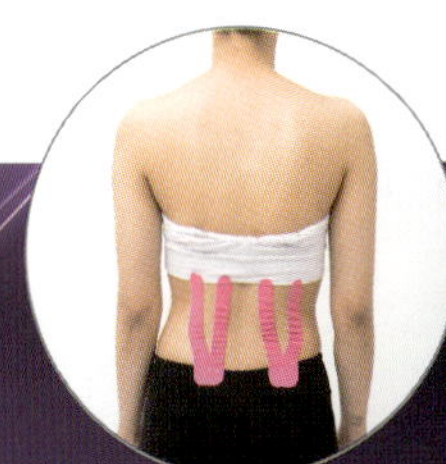

01 테이핑 요법이란?

테이핑 요법은 기능성 테이프를 이용해 관절 주변이나 근육, 인대의 모양에 따라 붙여 약화된 근육과 인대의 기능을 강화시켜 통증 완화는 물론 운동 범위를 늘려주는 보조 치료법이다. 즉 관절이 움직일 때 동작을 주도하며 가장 큰 힘을 쓰는 근육의 긴장도를 억제하거나 촉진시켜 근육의 작용을 정상적으로 만들어 주는 것이다. 테이핑 요법은 인체근육과 유사한 신축성을 가진 천 테이프를 피부에 붙임으로써 근육, 인대, 근막 등의 통증이 원인되는 조직을 정상화 시키고, 혈액순환과 신경계를 활성화 시켜 인체의 자연치유력을 이끌어내는 것을 그 기본 원리로 하는 치료방법이다.

테이핑 요법은 손상부위를 압박 고정하는 전통적인 스포츠 테이핑과 최근에 등장한 탄력 테이핑 방법이 있는데, 최근에는 탄력 테이프의 여러 장점으로 스포츠 손상에도 탄력 테이핑 방법을 주로 많이 사용하고 있다. 탄력 테이핑 요법은 본래 근육통증 이완 치료법의 한가지 방법으로 개발되었는데, 광범위한 적용범위의 뛰어난 효과의 장점으로 전 세계 다양한 분야에서 사용되어지고 있다.

탄력 테이핑 요법의 장점

첫째, 긴장하여 뭉친 근육을 원래의 근육기능으로 회복시키고 더불어 근육을 보호, 강화하는 효과가 있다.

둘째, 근육과 근육을 싸고 있는 근막에 이상이 생기면 혈액 및 림프액, 통증 유발물질의 흐름이 원활하지 않게 되는데, 이 부위에 테이프를 붙임으로써 혈액 및 림프액의 흐름을 원활히 되어 부종을 가라앉고 통증이 감소된다.

셋째, 피부나 근육을 자극하여 통증을 경감시키는 통증 억제 효과가 있다.

넷째, 근육이 수축하여 관절을 움직이게 되는데, 비정상 근육은 관절을 이탈시키기도 한다. 그런데 테이프를 붙이면 근육의 정상화와 동시에 관절의 이탈도 방지할 수 있다.

테이프 접착 원리

테이핑은 통증 부위의 근육을 최대한 늘려서 붙여야 한다. 예를 들어 무릎관절이라면 무릎을 완전히 굽혀서 테이핑 하는 것이다. 그래서 테이핑을 하고 난 후 테이프가 편편하게 펴진 상태가 아니라 주글주글 주름이 생겨야 한다. 이유는 근육이 한계 이상 수축하는 것을 막아주고, 피부와 근육 사이의 공간을 만들어 근막 내의 혈액량을 증가시키고 림프액의 흐름을 촉진시켜 자생기능을 향상, 통증 완화가 되도록 하기 위함이다.

한번 붙인 테이프는 4~5일 후에 떼어내며, 테이프의 접착력이 강하여 그냥 떼면 피부가 상할 수 있으므로 물을 칠하여 살살 떼어내도록 한다.

02 대흉근

- 준비 테이프 : 5cm * cm Y 자형
- 환자자세 : 바로 앉은 자세

• 테이프를 붙이고자 하는 곳의 팔을 가볍게 들어 올리게 한 상태에서 테이프의 Y 자 밑부분을 대흉근의 종지부인 상완골 상부에 붙인다.

• 팔을 더 들어 올린 상태에서 어깨를 뒤로 최대한 젖히고 머리는 반대 방향으로 돌리게 한 후, 테이프의 한쪽(윗부분)을 쇄골 밑을 거쳐서 흉골까지 붙이고, 다른 한쪽은 가슴 밑을 거쳐 흉골 아래 부분까지 붙인다.

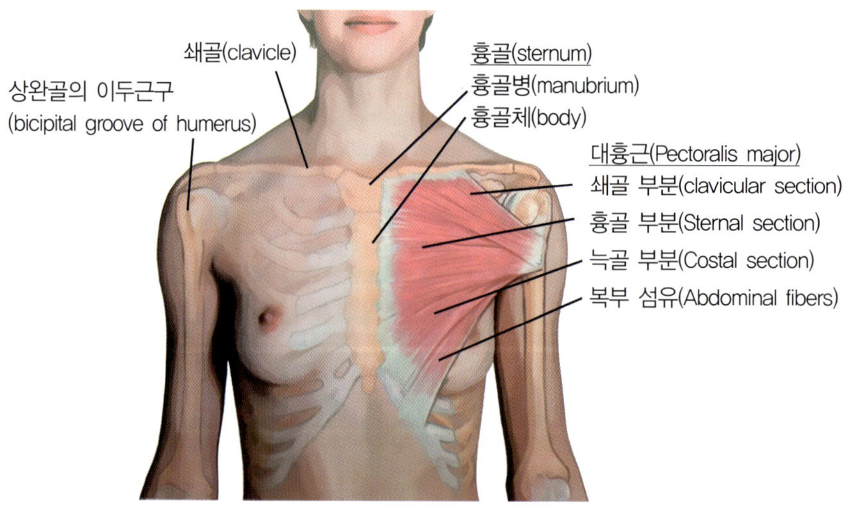

대흉근(pectoralis major)

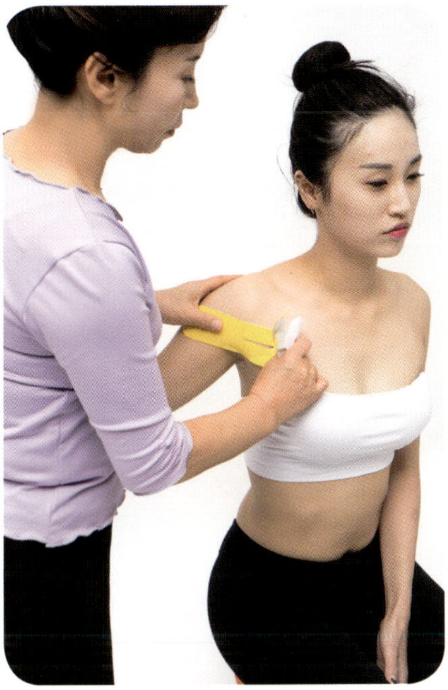

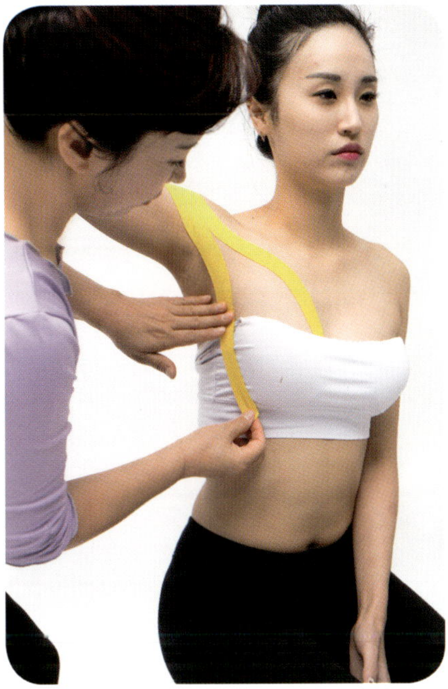

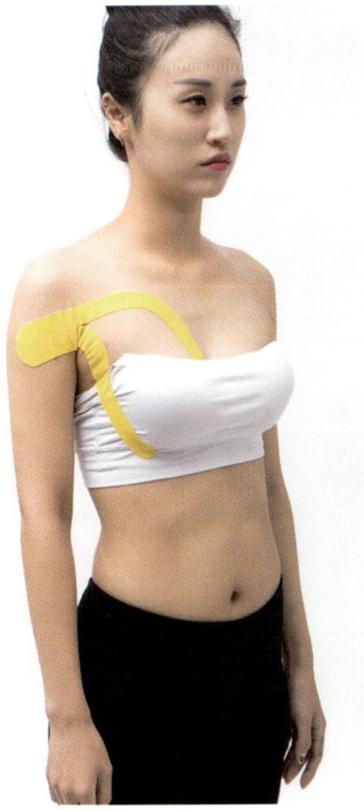

03 소흉근

준비 테이프 : 5cm Y 자형

환자자세 : 바로 앉은 자세

- 어깨를 뒤로 약간 젖히게 한 상태에서 테이프의 Y자 밑 부분을 이 근육의 종지부인 견갑골의 오훼돌기에 붙인다.
- 어깨는 최대한 뒤로 젖히게 한 상태에서 가슴을 앞으로 내밀게 한 후 테이프의 Y자 위쪽 부분은 3th 늑골에 붙이고, 아래쪽 테이프는 5th 늑골을 향하여 붙여 나간다.
- '흉곽출구증후군' 으로 인해 통증이 팔로 타고 내려오는 경우에는 사각근과 소흉근을 함께 테이핑하는 것이 효과적이다.

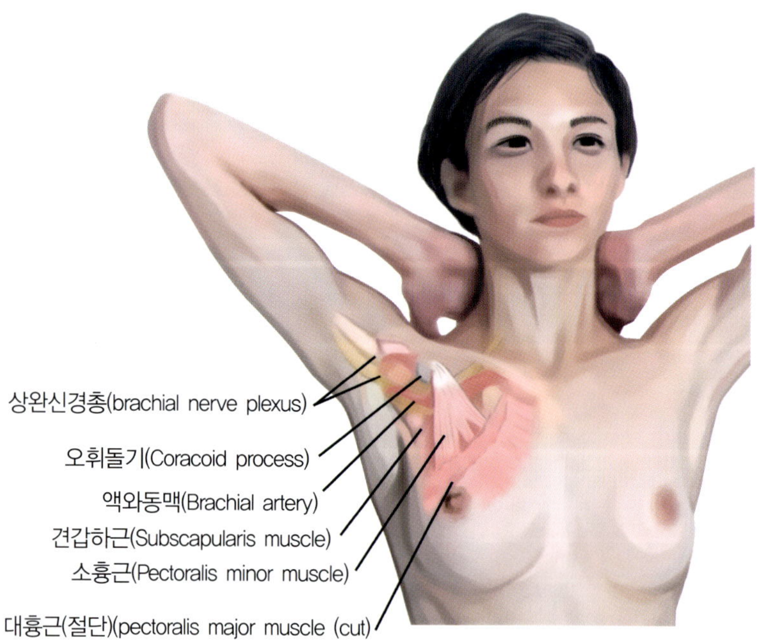

소흉근과 관련된 상완신경과 혈관의 위치

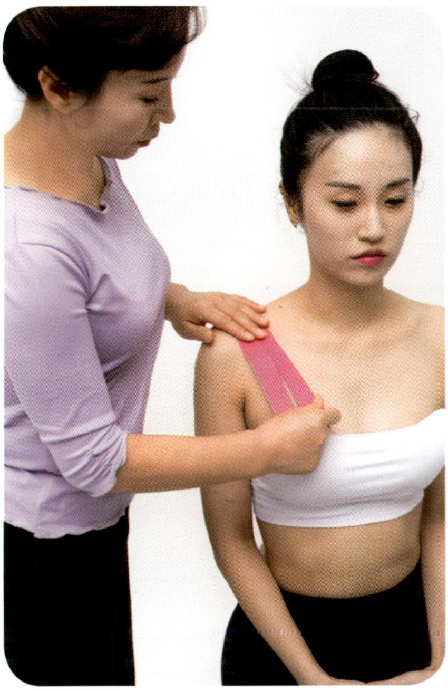

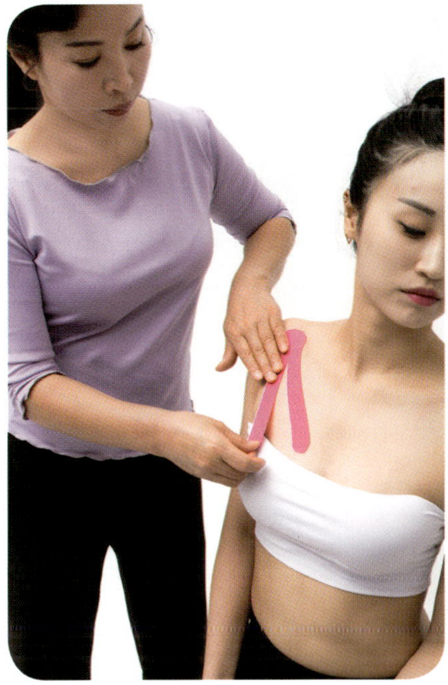

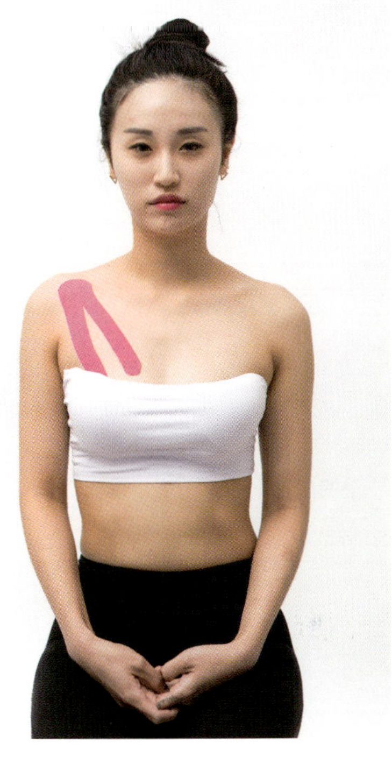

04 중승모근

준비 테이프 : 5cm I 자형

자세 : 똑바로 앉은 자세

• 중승모근: 5cm I자형 테이프의 중앙을 그림과 같이 흉추1번-3번 극돌기에 붙인 다음, 양팔을 가슴 앞으로 당기게하여 중승모근을 최대한 스트레칭시킨 상태에서 테이프의 양 끝을 양쪽 어깨까지 붙인다.

• 승모근은 항상 좌우 동시에 같이 테이핑하여 준다.

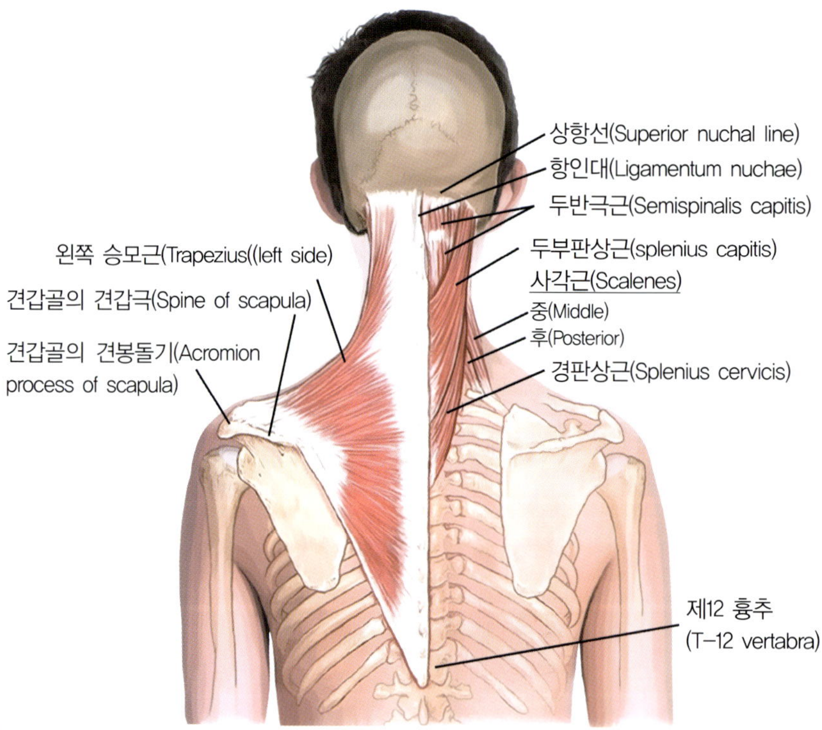

승모근의 해부학

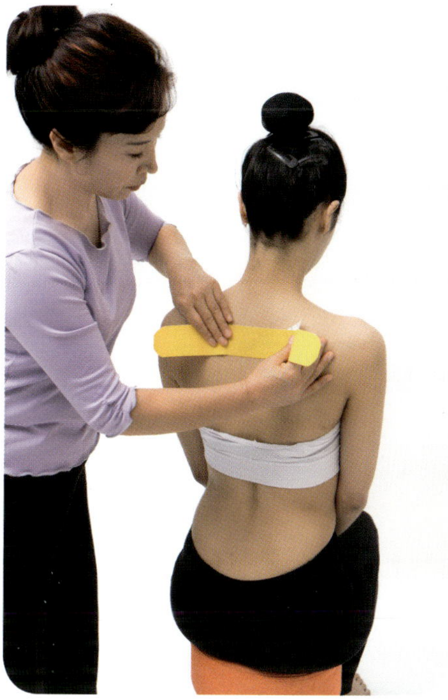

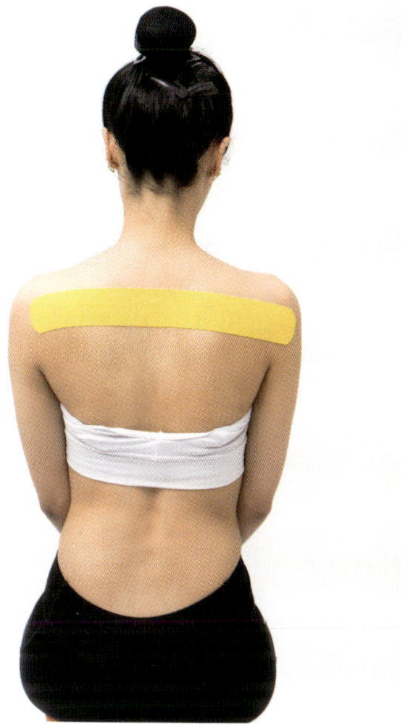

05 하승모근

- 준비 테이프 : 5cm Y자형
- 자세 : 똑바로 앉은 자세

• 5cm Y테이프를 그림과 같이 흉추12번 극돌기 부위에 붙인 다음, 팔을 가슴 앞에 두고 상체를 기울이게 하여, 하승모근을 최대한 스트레칭시킨 상태에서 테이프의 양 끝을 양쪽 어깨까지 붙인다.

• 승모근은 항상 좌우 동시에 같이 테이핑하여 준다.

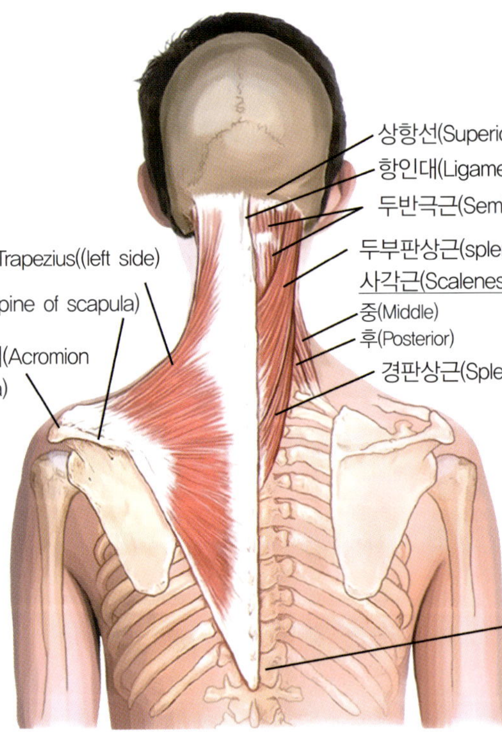

승모근의 해부학

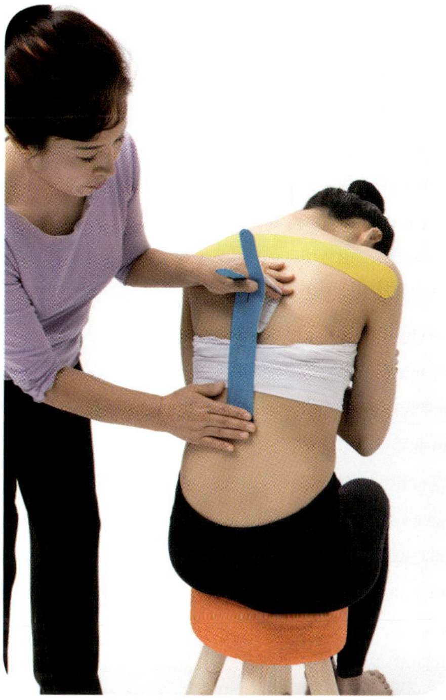

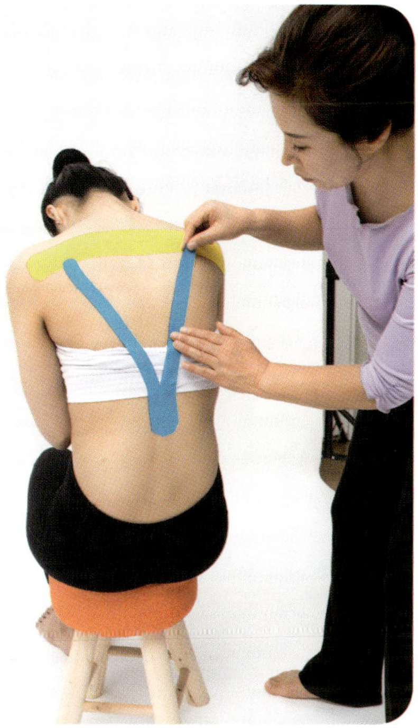

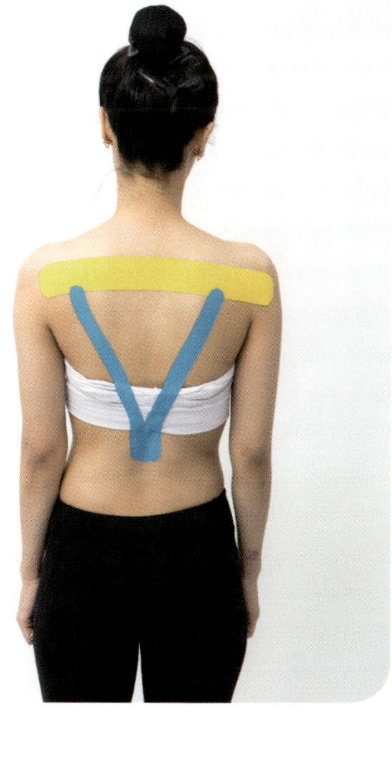

06 광배근

- 준비 테이프 : 5cm Y자 2개
- 자세 : 똑바로 선 자세

• 팔을 들어 올리게 한 상태에서 팔의 상단 내측 부위에 사진과 같이 테이프의 한 쪽을 부착 고정시킨다.

• 팔과 몸통을 앞과 반대쪽으로 들어올려 근육을 최대한 늘린 상태에서 근육의 내측 외측 결을 따라 골반의 후방 상단 부위까지 테이프를 붙여나간다.

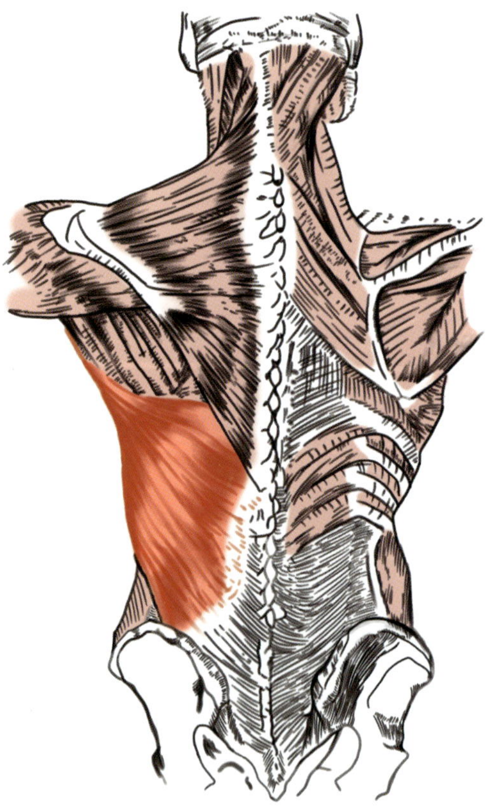

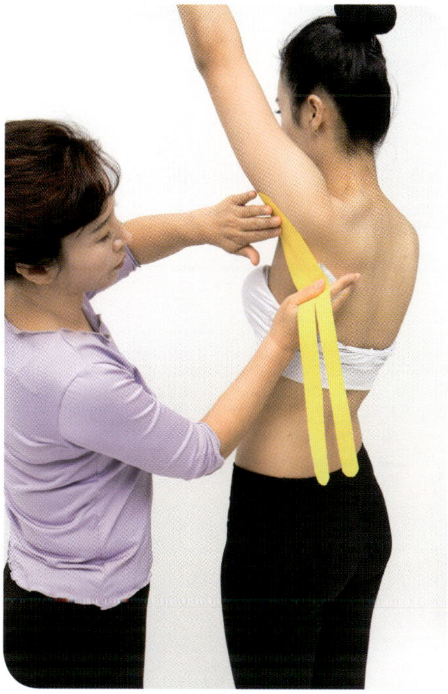

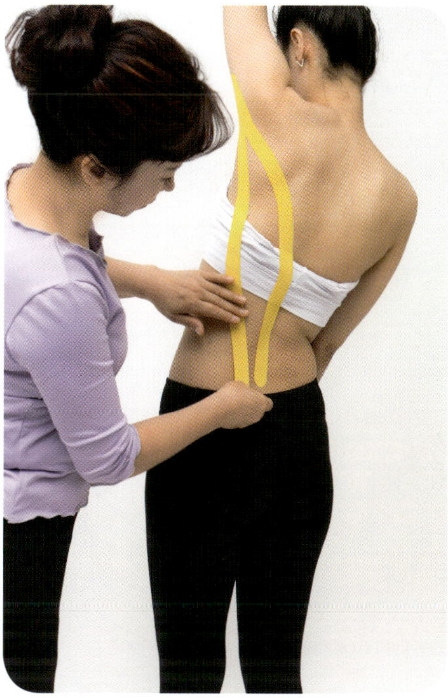

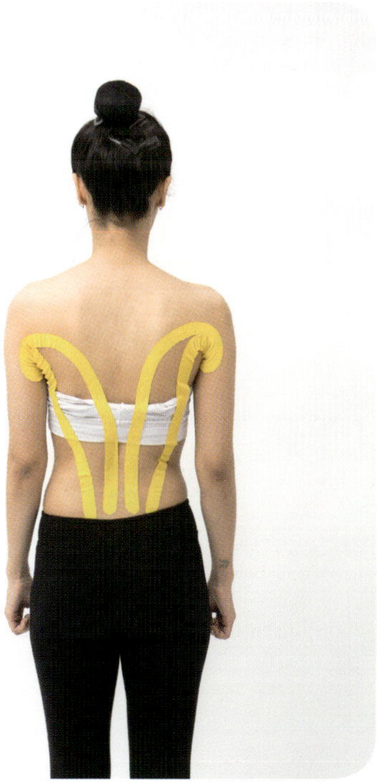

07 척추기립근

- 준비 테이프 : 5cm I자 2개
- 자세 : 똑바로 선 자세

• 골반 후방 상단 부위에 테이프의 한쪽 끝을 부착하여 고정한 다음, 몸통과 머리를 최대한 숙이게 한 상태에서 머리를 향해 테이프를 붙여나간다.

• 반대쪽 척추기립근도 위와 동일한 방법으로 시행한다.

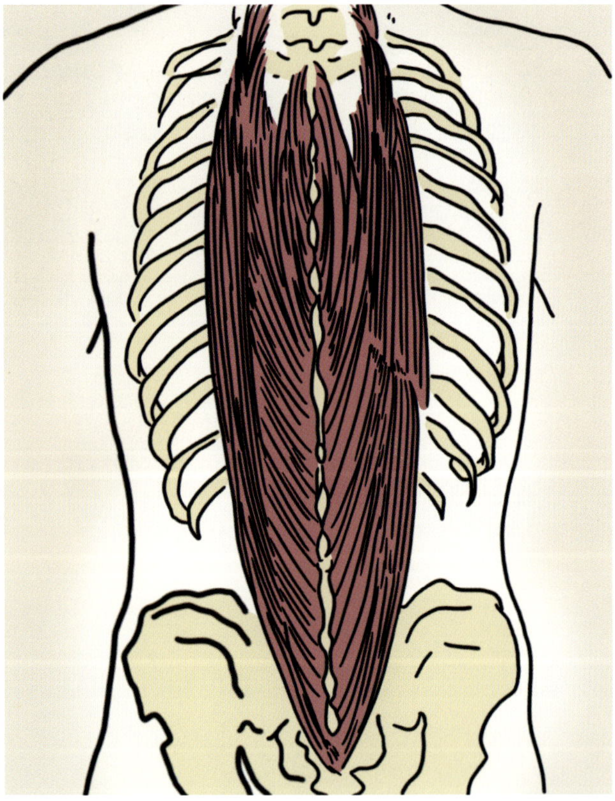

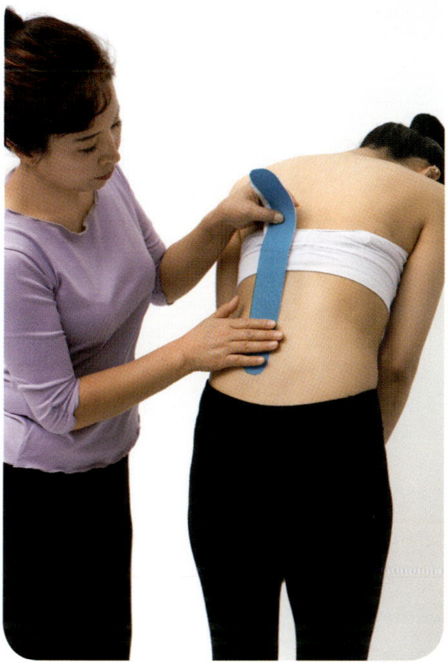

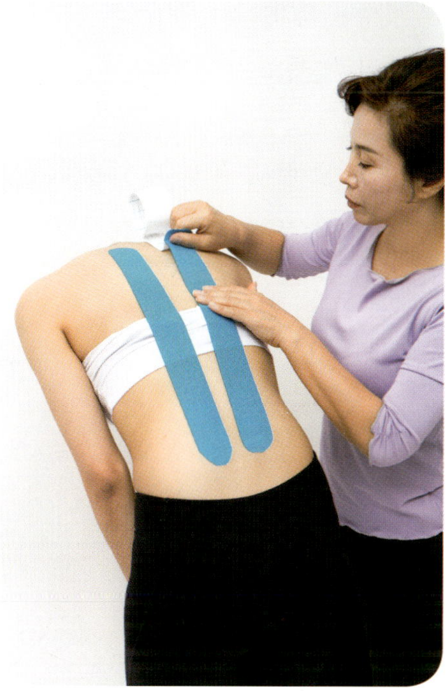

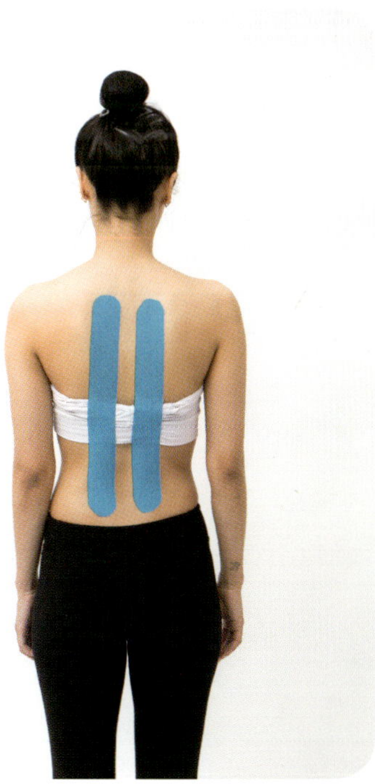

08 요방형근

- 준비 테이프 : 5cm Y자 2개
- 자세 : 똑바로 선 자세

• 상체를 약간 굽히게 한 자세에서 후상장골극(PSIS) 부근에 사진과 같이 테이프의 한쪽을 부착 고정시킨다.

• 몸통을 앞으로 구부려 근육을 최대한 늘린 상태에서 12번째 늑골을 향해 테이프를 붙여나간다.

* 추가로 장골능의 외측에 사진과 같이 테이프의 한쪽을 부착 고정시키고, 몸통을 앞으로 구부려 근육을 최대한 늘린 상태에서 12번째 늑골을 향해 테이프를 붙여나간다.

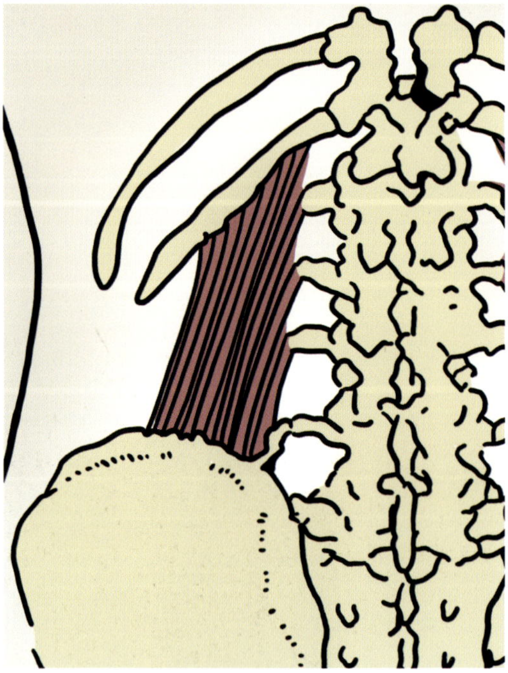

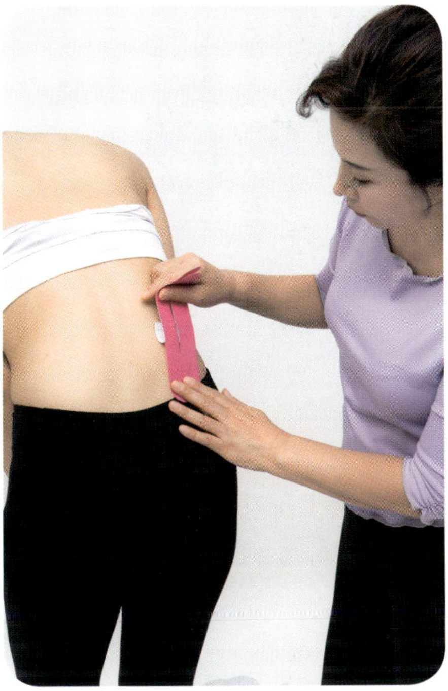

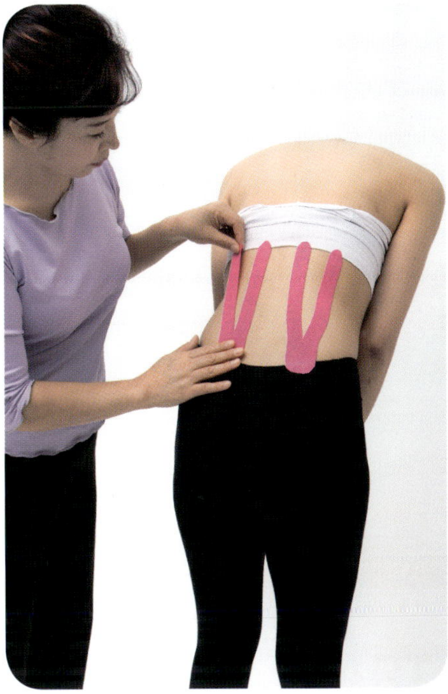

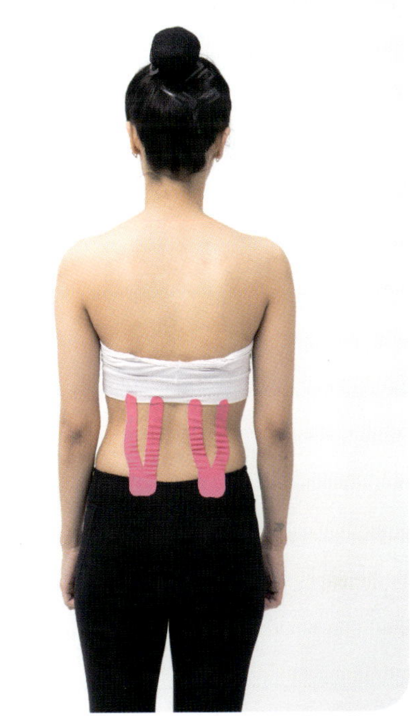

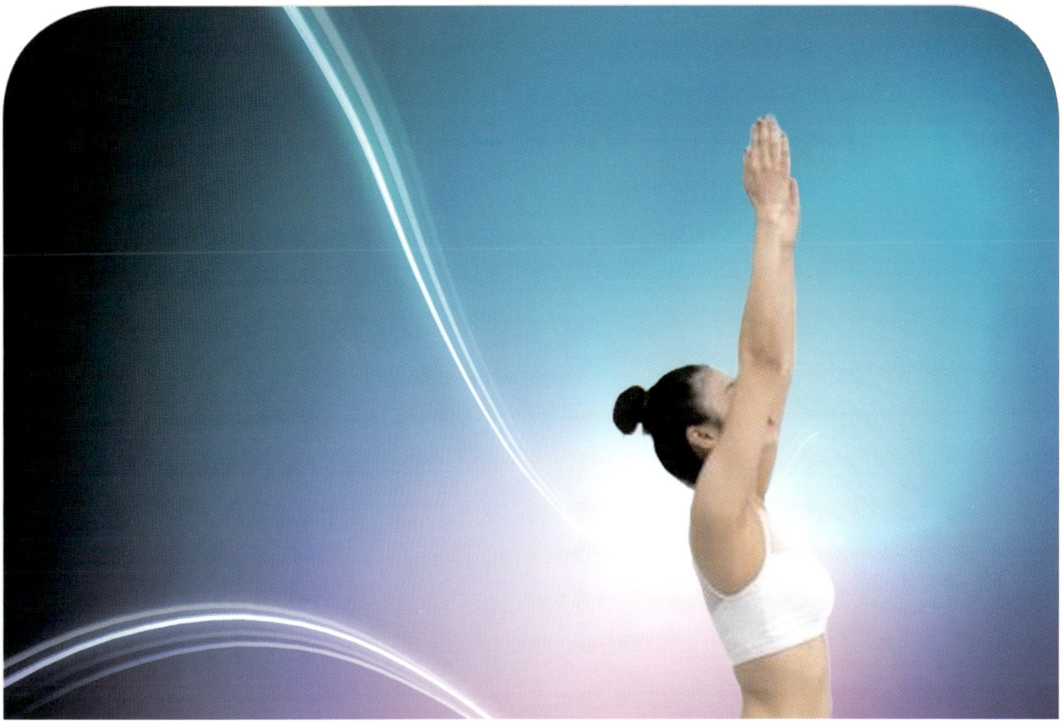

PART 7

몸을 바르게 하는 근 에너지 이완 요법

Muscle Energy Technique

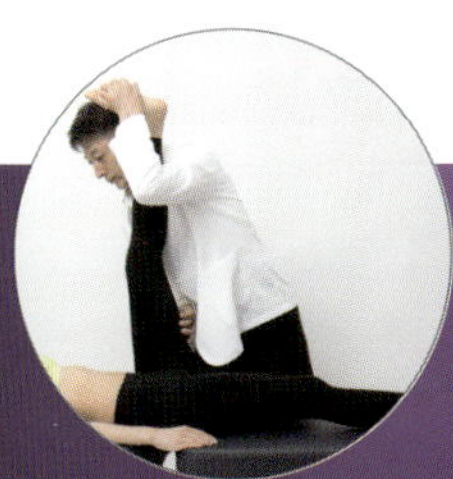
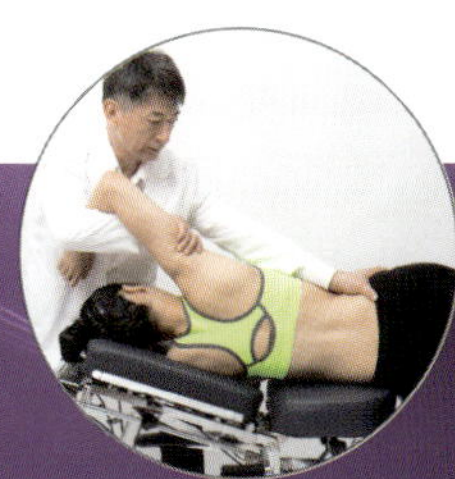
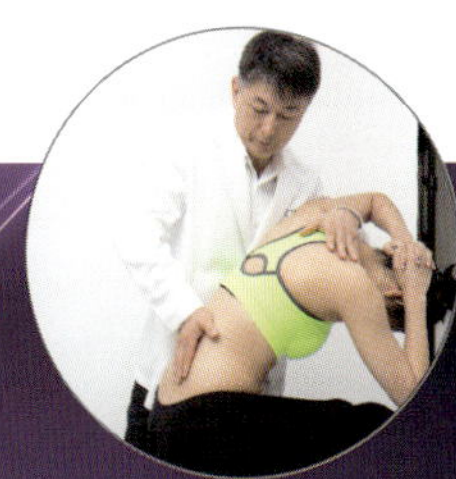

01 근 에너지 이완 요법(Muscle Energy Technique) 이란?

우리가 근육을 일반적으로 스트레칭을 시키면 근육 안에 분포되어 있는 '방추체(Muscle spindle)' 와 '골지건(Golgi tendon)' 이라는 신경 조직의 작용에 의해 근육에서 스트레칭과는 반대로 작용하는 힘이 발생하게 된다. 이는 우리 몸에서 근육이 과도하게 스트레칭이 되는 것을 방지하여 부상을 예방하기 위한 신경 작용 중의 하나인데, 하지만 상황에 따라, 예를 들면 경직된 근육을 스트레칭 시켜야 하는 경우에 있어서는 이 기능이 하나의 장애 요인이 되는 것이다. 따라서 스트레칭의 효과를 높이려면 이러한 근육의 반사 작용을 제거해야 하는데, 이를 해결해 주는 기법이 바로 근 에너지 이완 요법이다. 이 치료법은 치료 과정에서 근육을 일시적으로 능동적인 수축시켰다가 이완시킨 상태에서 스트레칭이 적용 되기 때문에 이 같은 근육의 반사작용이 일어나지 않도록 신경학적인 차원에서 고안된 연부조직 이완 테크닉이다. 이 근 에너지 이완 요법은 오래 전부터 미국과 유럽에서 정골요법의사(Osteopathy Doctor)들에 의해 연구되고 근육 치료에 적극 활용하고 근 에너지 이완 요법이다. 지금은 전 세계를 통해 이 치료법이 널리 알려져 연부조직 치료에는 일반 보편적으로 활용되고 있는 실정이다.

근 에너지 요법 실시 방법

근 에너지 요법 방법에는 세 개의 단계가 있다.

- 우선 관절을 시술자가 수동으로 움직이면서 그 관절의 움직임이 멈추는 '1차 장벽' 을 찾아 낸다.
- 시술자는 그 상태를 유지하고 있으면서 환자에게 숨을 들이 쉰 후 멈춘 후 정상 힘의 20%의 힘을 활용하여 시술자의 힘에 저항하라고 지시한다(직선 화살표).
- 이 등척성 저항의 상태를 5초간 유지한 후, 환자에게 숨을 내 쉬면서 힘을 빼고 이완하라고 지시한다. 이 순간에 시술자는 새로운 장벽이 나타날 때까지 관절을 좀 더 움직여 근

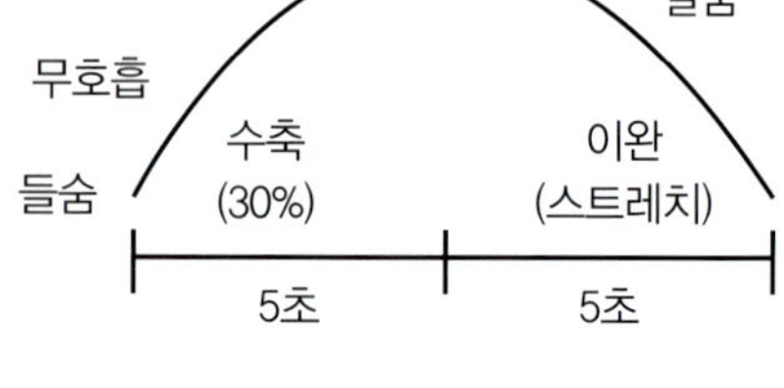

육을 스트레칭 시킨다(곡선 화살표). 이 위치를 '2차 장벽'이라 한다.

- 이 과정을 2-3회 반복 시행한다.

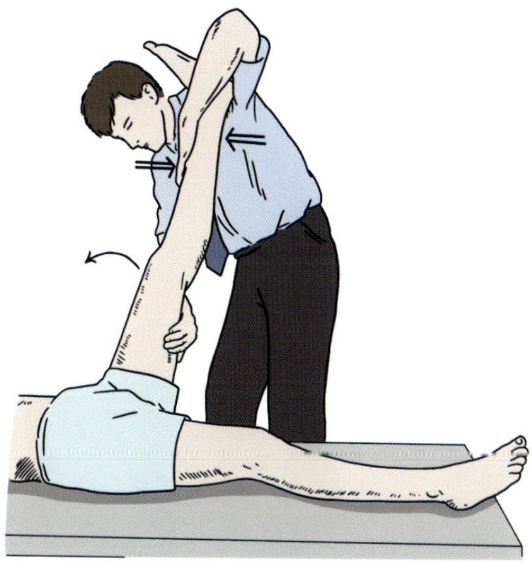

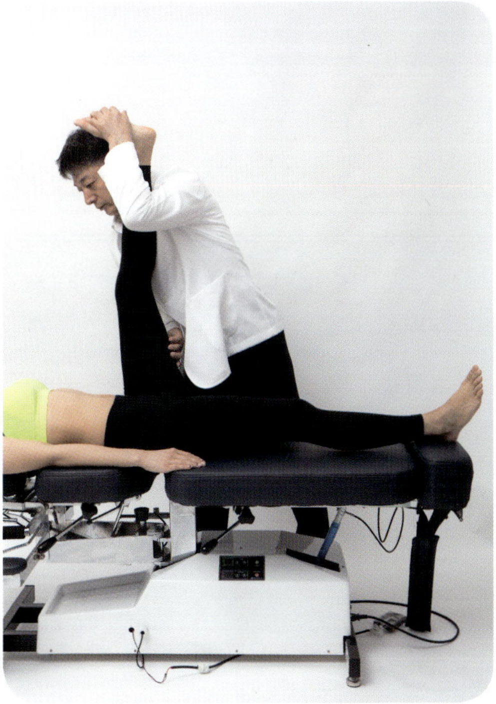

02 상승모근

대상자의 자세

치료대에 바로 눕힌다.

시술자의 자세

환자의 머리쪽에 위치한다.

이완방법

한 손으로는 어깨를 고정하고 다른 손으로는 같은 쪽의 머리의 측면을 잡아 반대편으로 굴곡시켜 제한장벽이 나타날 때까지 신장한다.

이 위치에서 대상자와 시술자는 서로 반대의 등척성 힘을 가하게 되는데, 그 힘의 정도는 원래 힘의 20-30%에 해당하는 아주 경미해야 하고, 통증이 없어야 한다.

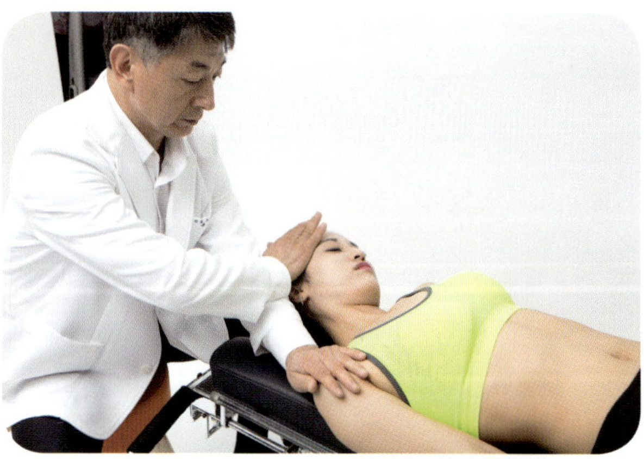

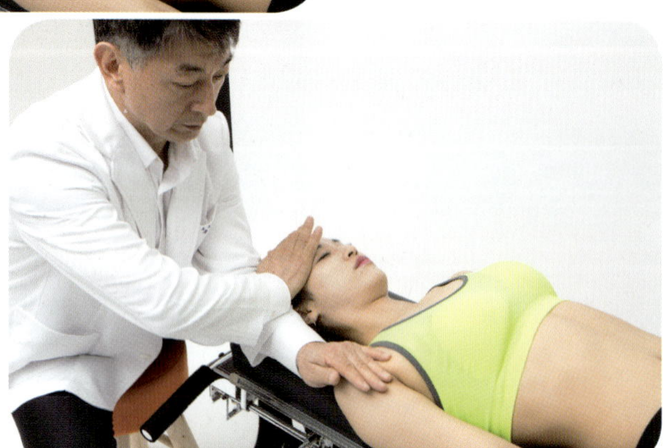

03 대흉근

대상자의 자세

바닥이나 테이블 위에 바로 눕는다.

시술자의 자세

환자의 환측 어깨 쪽에 서서 한 손은 어깨를 고정하고 다른 손은 환자의 주관절을 잡는다.

이완방법

대흉근의 쇄골부 부위를 치료할 때는 팔을 회외전 시키면서 90도 보다 작게 외전시키고, 흉골부일 경우엔 팔을 외전시키고, 늑골부일 경우엔 90도 이상 외전시킨 상태에서 서로 가벼운 등척성의 힘을 가한 후 이완 상태에서 좀 더 스트레칭시켜 나간다.

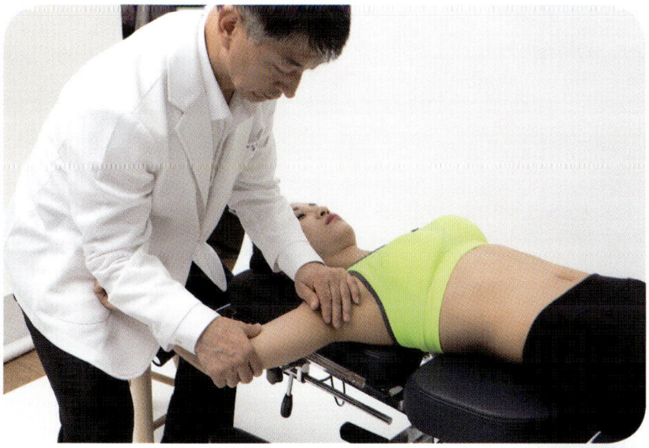

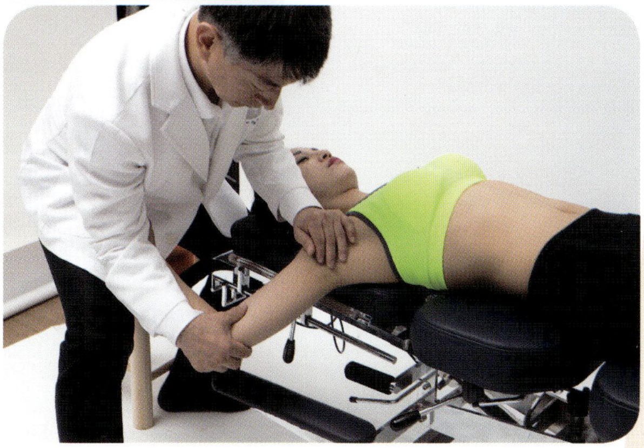

04 소흉근

대상자의 자세

견갑골 내측에 타월을 받치고, 팔을 머리 위로 뻗어 올린 채 바로 눕는다.

시술자의 자세

환측의 가슴 쪽에 서서 팔을 교차시켜 한 손은 어깨에 다른 손은 소흉근의 늑골 부착 부위에 둔다.

이완방법

흉골 부착부의 손을 고정하고 어깨를 후하방으로 밀며 제한장벽을 찾은 다음, 서로 등척성의 힘을 가한 후. 근육을 서로 반대방향으로 밀면서 스트레칭 시켜 준다.

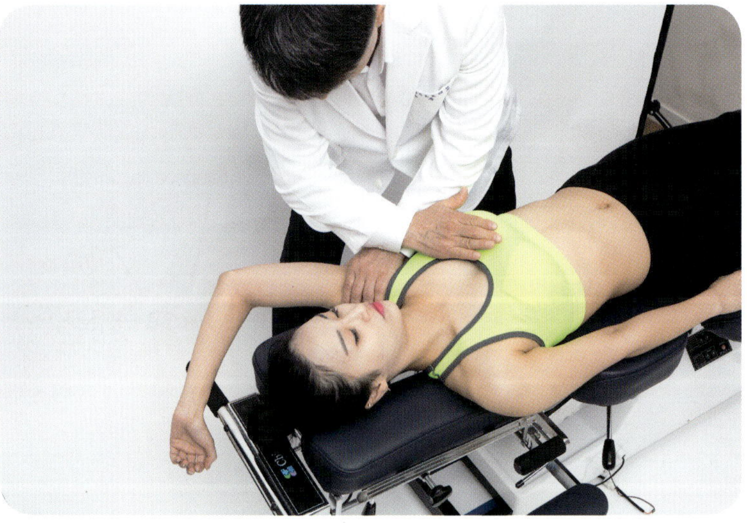

05 광배근

대상자의 자세

팔을 머리 위로 들어 올린 채 옆으로 눕는다.

시술자의 자세

대상자의 머리 쪽에 서서 대상자의 팔과 서로 교차시켜 잡고, 다른 한 손은 옆구리 부위 장골능에 둔다.

이완방법

옆구리의 손을 고정하고 팔을 상방으로 잡아 당기면서 제한장벽을 찾은 후 같은 방법으로 이완시킨다.

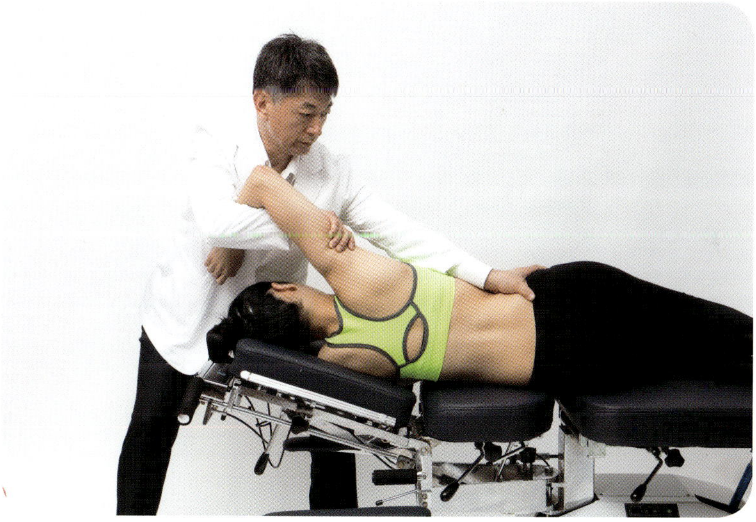

06 척추기립근

대상자의 자세

손가락을 깍지 낀 채 앉은 자세를 취한다.

시술자의 자세

대상자의 옆에 서서 한쪽 팔을 환자의 팔과 교차시켜 목에 올려 놓고, 다른 한 손으로는 등 부위에 둔다.

이완방법

대상자의 상체를 앞으로 숙이면서, 등에 댄 손으로 제한장벽을 찾은 후, 같은 방법으로 이완시킨다.

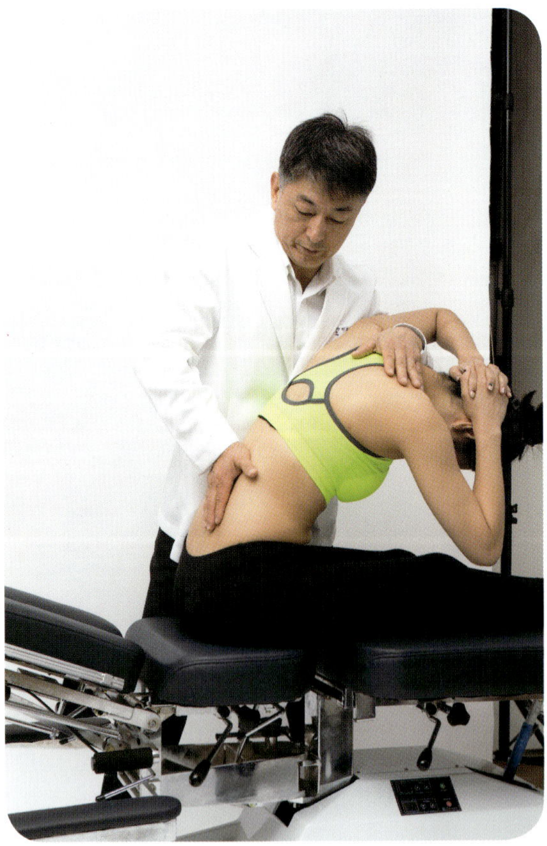

운동전문가가 추천하는 몸짱 만들기 운동

하루 10분 운동으로 100세 건강 지키기

인 쇄 : 2018년 5월 7일
발 행 : 2018년 5월 15일

저 자 : 이지숙 • 오공천
발 행 인 : 김 용 덕
발 행 처 : 메디안북
편 집 : 최 수 정
등 록 : 제 25100 - 2010 - 51호
주 소 : 서울시 마포구 마포대로 63-8, 1355호(도화동 삼창프라자빌딩)
전 화 : 02 - 732 - 4981
팩 스 : 02 - 711 - 4981
홈페이지 : www.mcbooks.co.kr

ISBN : 978-89-93340-78-5 03510

정 가 : 24,000원